LIPÖDEM

EINE EVOLUTIONÄRE PERSPEKTIVE

Ahmet Karacalar

Übersetzer
Yonca Kocadağ
Abbildung
Victoria Johnson

Publisher Cosmo Publishing
UNITED STATES OF AMERICA

Marsch 2023

LIPÖDEM

EINE EVOLUTIONÄRE PERSPEKTIVE

INHALT

Finde deinen Lebenszweck, wenn du es nicht finden kannst, erschaffe deinen Lebenszweck.

VORWORT

Lipödem ist ein Syndrom, das mit Obesitas verwechselt wird. Dieses oft übersehene Gesundheitsproblem stellt in der westlichen Gesellschaft eine zunehmende Bedrohung dar, die bei 10 % der weiblichen Bevölkerung auftritt. Im Mittelpunkt dieses Buches stehen einige Fragen: Was genau ist Lipödem? Wie trägt unsere Evolutionsgeschichte zum Lipödem bei? Wie lässt sich die Idee „der geeignete Mensch der leben kann" evolutionstheoretisch erklären? Wie können wir evolutionäre Prinzipien auf das Lipödem übertragen?

Wir brauchen definitiv eine neue Perspektive, da das Lipödem oft falsch diagnostiziert, der Prozess falsch gesteuert und die falsche Behandlung verabreicht wird. Die Tatsache, dass es in dem Land, in dem ich lebe, eine Agrarrevolution gab, hat mir sehr dabei geholfen, die evolutionären Spuren des Lipödems nachzugehen.

Dieses Buch wurde während der Corona-Pandemie geschrieben, sonst wäre es aufgrund meines arbeitsreichen Berufslebens nicht entstanden. Im März 2019 führte ich die Operation eines Patienten durch. Der Patient, der in einer nahen gelegenen Stadt lebte, wurde bei guter Gesundheit aus dem Krankenhaus entlassen. Wenige Tage später begann die Ausgangssperre und elektive Operationen (Wahloperationen) wurden verboten. Der Patient rief mich an und sagte, dass er Schwindel und Herzrasen habe. Ich musste mich entscheiden, ob ich den Patienten in die Notaufnahme eines Krankenhauses voller Covid-Patienten schicken oder ob ich ihn zu Hause nachbetreuen sollte. Ich rief die Notaufnahme des Krankenhauses an, in dem der Patient operiert wurde, der Arzt in der Notaufnahme sagte mir, ich solle den Patienten nicht schicken, denn die Notaufnahme war voller fieberhafter Patienten. Die Tatsache, dass ich jede Beschwerde mit dem Ansatz behandelte, dass etwas Wichtiges passieren könnte, brachte mich zuerst in Schwierigkeiten. Dieser Patient in Genesung konnte sich mit der Covid-Krankheit infizieren, ich musste diese Möglichkeit in Betracht ziehen. Ein anderes Krankenhaus wurde angefunden, aber der dortige Internist wurde wegen Covid unter Quarantäne gestellt. Der Patient zog es wegen des Risikos, sich mit dem Virus zu infizieren, vor, nach Hause zu gehen. Nach einigen stressigen Tagen verschwanden die Beschwerden des Patienten. Für mich war es auch eine Erleichterung.

Lipödem-Patienten stehen von vielen Seiten unter Informationsbombardement. Ich habe beobachtet, dass dies bei Patienten zu Informationsspannungen führt. Wie können wir wissen, ob die Informationen aus einer zuverlässigen Quelle stammen oder aus einer Quelle, die vorgibt zuverlässig zu sein? Es ist klar, dass den in wissenschaftlichen Zeitschriften veröffentlichten Artikeln vertraut werden kann. Websites, Blogs, Anzeigen usw., die wir graue Literatur[1] nennen, sind schwer zu bewertenden Ressourcen.

In unserer Kultur gibt es ein Sprichwort: Ein Wahnsinniger warf einen Stein in einen Brunnen und 40 kluge Leute konnten ihn nicht herausholen. Manchmal ist das wirklich so. Fehlinformationen können mehr Schaden anrichten, als wir denken.

Es gibt einige Kriterien, um die Zuverlässigkeit der Informationen zu verstehen und ein bewusster Internetnutzer zu sein. Wie neu sind die Informationen? Wann wurde die Seite aktualisiert? Wer ist der Autor? Was ist der Vorteil davon? Gibt es Anzeigen auf der Website? Wurde eine Referenz verwendet? Diese Kriterien sind wichtig für die Zuverlässigkeit von Informationen im Internet.

Ich habe einige interessante Patientengeschichten in das Buch aufgenommen, dies sind meine eigenen Beobachtungen. In der Hierarchie der evidenzbasierten Medizin stehen randomisierte (zufällig ausgewählte Probanden) kontrollierte Studien an der Spitze. Auch für den Fortschritt der Medizin haben Fallberichte ei-

---

1 Vereinfacht dargelegt handelt es sich bei grauer Literatur um Schriftstücke, Bücher, Dokumente und Quellen, die nicht von einem Verlag publiziert wurden und dementsprechend nicht im Buchhandel erhältlich sind.

nen besonderen Stellenwert. Ein Einzelfall kann der Beginn einer eingehenden Untersuchung sein. Osler sagt: „Macht euch immer Notizen, notiert Ungewöhnliches und veröffentlicht es."

In der formellen medizinischen Ausbildung meiner Generation sprachen alte Lehrer über einen interessanten Begriff; „sense clinique". Ein französisches Wort, das aus der späten osmanischen Zeit unter dem Einfluss der französischen Bewegung stammt und „klinische Intuition" bedeutet.

Leider scheint dies ein nostalgisches Merkmal des goldenen Zeitalters der Medizin zu sein. In der heutigen kapitalgetriebenen Gesundheitsbranche kann Medizin zur Ausbildung hinzugefügt werden, um den erodierten Ruf der Ärzte wiederherzustellen.

Ehemalige Lehrer haben die Bedeutung einer patientenzentrierten Behandlung betont. Bezugnehmend auf den berühmten Aphorismus von Hippokrates; „Es gibt keine Krankheit, es gibt Patienten." Dies scheint heute ein veralteter Ansatz für die technologiebasierte Medizin zu sein. Für eine ausführliche Anamnese oder eine ausführliche Untersuchung bleibt keine Zeit und schnell werden umfangreiche Tests durchgeführt.

Zweifellos sind in einigen Fällen weitere Untersuchungen erforderlich. Aber in Fällen wie dem Lipödem, wo die Diagnose mit hippokratischen Ansätzen gestellt werden kann, haben selbst Tests wie MR oder Lengostintigraphie keinen Platz.

Ärzte müssen ihren Patienten sehr genau zuhören mit der Tatsache, dass „jeder Patient eine Geschichte hat". Dies bietet nicht nur medizinische Vorteile; Jede Geschichte enthält auch lehrreiche Lebenslektionen.

Im zweiten Jahr meiner medizinischen Ausbildung wurde Latein unterrichtet. Einer der beschriebenen Aphorismen ist „Bene diagnoscitur, bene curatur", was „Gute Diagnose bringt gute Behandlung" bedeutet.

In hellenistischer Zeit gab es zwei berühmte medizinische Fakultäten. Die erste ist die empirische medizinische Schule in Knidos und die andere die philosophische medizinische Schule in Kos. Es gab eine heftige Rivalität zwischen den beiden Schulen.

Knidos liegt am äußersten Punkt der Datça-Halbinsel und war 700 v. Chr. nicht nur eine medizinische Schule, sondern auch ein wichtiges Handelszentrum. Es ist für mich eine besondere Region mit unterschiedlichen Energien.

Die andere Schule ist Kos, gegenüber von Halikarnassos (Bodrum).

Interessant ist auch, dass zwei sehr wichtige medizinische Fakultäten in unmittelbarer Nähe zueinander liegen. Der Meisterarzt der Schule auf der Insel Kos war der berühmte Hippokrates. Knidoss Meisterarzt war Euryphon. Die Medizin von Knidos stellte die Krankheit in den Vordergrund, nicht den Patienten. Die Kos-Medizin war das Gegenteil und legte ebenfalls großen Wert auf die Bewertung körperlicher Zeichen. Die Schule von Hippokrates basierte auf Lehren, die auf klinischen Beobachtungen basierten.

Während die moderne Medizin den Spuren von Hippokrates folgt, scheint sie sich den Prinzipien von Euryphon zugewandt zu haben, indem sie das Grundprinzip „Es gibt keine Krankheit, es gibt Patienten“ ignoriert. Leider wurde die Kos-Schule nach 2500 Jahren von ihrem Rivalen besiegt.

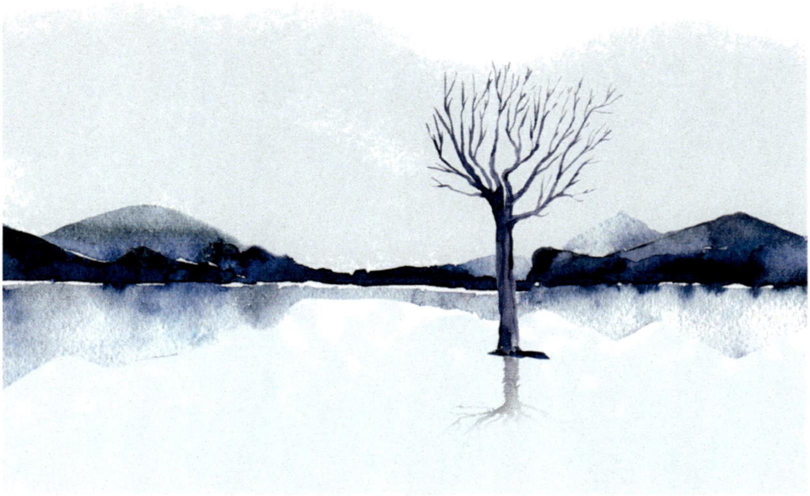

Bild 1: Lebensinstinkt

DER PHÄNOMEN NULL: CYBELE

Eine Statuette der Muttergöttin aus Terrakotta die auf ihrem Thron sitzt, mit anatolischen Leoparden auf beiden Seiten, ist im Ankara Museum für anatolische Zivilisationen ausgestellt. Laut Unesco ist Çatalhöyük, wo die Statuette ausgegraben wurde, die wichtigste Region, die das frühe landwirtschaftliche Leben und die ersten Siedlungen zeigt. Dieses Werk aus dem Jahr 6000 v. Chr. symbolisiert die anatolische Muttergöttin und repräsentiert gleichzeitig die weibliche Fruchtbarkeit und Segen. Dieses Symbol lebt noch in der heutigen Weberei in abstrakten Formen.

Die Figur der Muttergöttin scheint einen typischen Lipödempatienten mit Fettansammlungslinien in den Knöcheln, unverhältnismäßigen Verdickungen an den Oberschenkeln und Armen, Lipödemfett am Kniegelenk, bekannt als Manschettenbefund, darzustellen. Die scharfe Grenze zwischen normalem und abnormalem Gewebe ist ein wichtiger Befund des Lipödems. Es ist nicht nur am Handgelenk zu sehen, sondern auch an der Hüft-Taille-Linie. Der hängender Brust- und Bauchbereich ist ein Zeichen für eine neue Geburt. Zwischen den Beinen der Figur ist der Kopf eines Neugeborenen zu sehen. Der anatolische Leopard ist ein heiliges Tier und repräsentiert die unbegrenzte Macht der Göttin über die Natur (Abbildung 2).

In der Jungsteinzeit waren Frauen mit Lipödem sicherlich heilige und ehrwürdige Gestalten. Die Evolutionstheorie, die auf dem Überleben des Stärksten basiert, könnte erklären, warum Frauen mit Lipödem im Neolithikum erfolgreich im Überleben und in der Fruchtbarkeit waren. Dies kann der Grund sein, warum sie für Männer attraktiv waren. Sie repräsentierten die Schönheitsideale der damaligen Zeit. Nur eine göttliche Macht konnte selbst in Hungersnöten überleben, Kinder gebären und Milch geben. Sie wurden Kybele und saßen auf dem Thron. Sie verdienen es, als Muttergöttin verehrt zu werden.

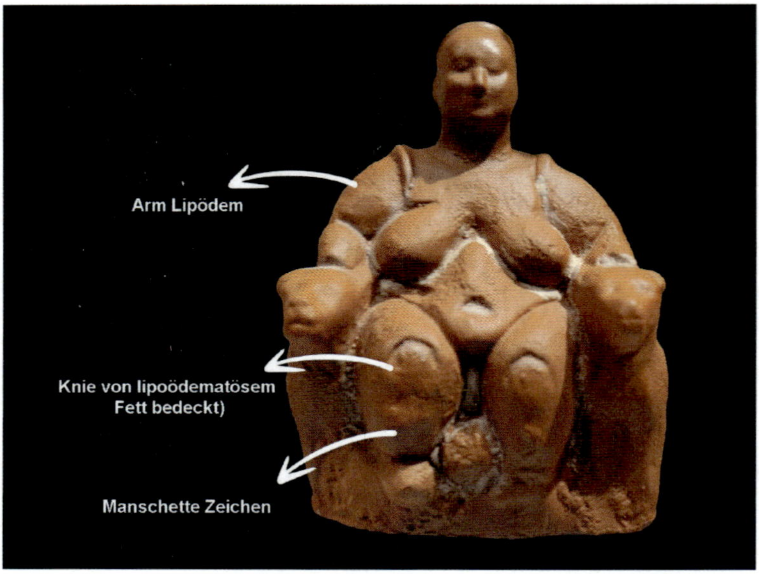

Bild 2: Cybele

Aus evolutionärer Sicht war das gespeicherte Fett auf Anpassung ausgerichtet und half ihnen, Hungersnöte zu überstehen. Bei lebenden Organismen sind Attraktivitätskriterien variabel. Beim Pfau zum Beispiel sind die buntesten Federn ein klarer Indikator für die Übertragung der stärksten Gene und wurden damit zum Attraktivitätskriterium. Schönheit ist die äußere Widerspiegelung dieser Eigenschaften. Deshalb haben wir uns entwickelt, um das Schöne zu sehen. Kybele wurde von den alten Griechen in Anatolien adoptiert. Es wurde aus der Antike nach Rom verlegt. Mit den sich entwickelnden und verändernden Lebensumständen veränderten sich im Laufe der Zeit die Schönheitsideale und Artemis (Diana) wurde zum neuen Ideal (Abbildung 3). Mit anderen Worten, Artemis entthront Kybele und wird zur neuen Fruchtbarkeits- und Geburtsgöttin.

Der Ort, an dem neolithische Bauern die landwirtschaftliche Revolution begannen, ist als Çatalhöyük bekannt, eine Region, die noch heute für den Weizenanbau bekannt ist. Die Menschen waren Millionen von Jahren unterwegs, bevor sie sich in Çatalhöyük niederließen. Mit ihrem Übergang von dieser nomadischen Lebensweise zur Sesshaftigkeit wurde für den Menschen nichts mehr wie früher. Das ist eine große Revolution auf der Bühne der Geschichte.

Wir können denken, dass das Lipödem in Çatalhöyük begann und eine evolutionäre Diskordanz ist. Lipödem entwickelte sich als biologische Anpassung an ein eher sitzendes Leben, eine veränderte weizenbasierte Ernährung und radikal veränderte Lebensstile. Sitzendes Leben führte zu einer niedrigeren Stoffwechselrate. Das Leben von Jägern und Sammlern wurde zu routinemäßiger und sich wiederholender Arbeit auf Farmen, sie mussten nicht mehr so schnell, athletisch und muskulös sein wie früher. Landwirtschaft und Tierhaltung brachten natürliche Veränderungen im menschlichen Leben mit sich und das moderne menschliche Genom wurde geformt (Hehemann und seine Freunde). Überschüssige Kalorienaufnahme bei reduzierter körperlicher Aktivität, weizenbasierter und weniger nahrhafter Ernährung und einer radikalen Veränderung der Wirtsmikrobiota-Symbiose im Darm (Dysbiose), waren ein Katalysator für die Entstehung des

Lipödems. Die an den Ausgrabungsstätten gefundenen Figuren sind archäologische Beweise für meine Hypothese.

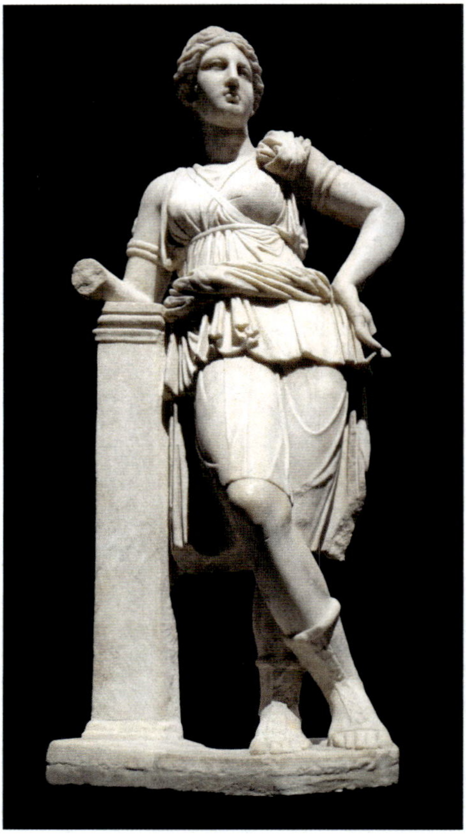

Bild 3: Artemis, Archäologisches Museum Istanbul

Wir betreiben Landwirtschaft erst seit 10.000 Jahren. Nach Millionen von Jahren menschlicher Evolution war das Hinzufügen von Weizen zur Ernährung aus evolutionärer Sicht ein Wimpernschlag (Abbildung 4). Während wir uns nicht an die landwirtschaftliche Revolution angepasst haben, haben wir die industrielle Revolution erlebt. Mit der digitalen Revolution hat unsere Verbindung zur Natur erheblich geschwächt. Die kulturelle Evolution ist im Vergleich zur biologischen Evolution so schnell fortgeschritten, dass die natürliche Selektion diese Diskrepanz nicht korrigiert hat.

Infolgedessen leiden wir unter evolutionären Mismatch-Krankheiten. So wie das Lipödem mit der Agrarrevolution in Verbindung gebracht wurde, ist die Adipositas mit der industriellen Revolution verbunden. Während die industrielle Revolution den Komfort erhöhte, reduzierte sie die Bewegung und erleichterte den Zugang zu Nahrung. Adipositas ist eine Krankheit der modernen Gesellschaft. Fortschritte in der Lebensmittelindustrie haben im letzten Jahrhundert zur weltweiten Adipositas-Epidemie beigetragen. Verarbeitete Lebensmittel wie „Fast Food" haben zu einer übermäßigen Gewichtszunahme geführt. Sowohl Getreide als auch Zucker gehören derzeit zu den leicht verfügbaren Lebensmitteln. Gentechnisch veränderte Lebensmittel haben die Adipositas-Epidemie verstärkt.

Fettdepots in den Lipödem-Arealen wurden von Schwankungen in der Nahrungssuche nicht beeinflusst und unterbrachen das Stillen der Säuglinge nicht. Es ist bekannt, dass Lipödem-Fettgewebe resistent gegen Diät und Bewegung ist. Während Fettleibigkeit mit einer kalorienreduzierten Ernährung verbrannt werden kann. Seit Beginn der Landwirtschaft hat die Menschheit Hungersnöte und Dürren erlebt. Die Hungersnot übte einen Selektionsdruck auf die Menschheit aus; Frauen mit Lipödem konnten überleben, gebären und Milch geben. Frauen benötigen mindestens 22 % Fett für den Eisprung und eine erfolgreiche Fortpflanzung. Unterhalb dieser Schwelle verlangsamt sich die Östrogensynthese und die Fruchtbarkeit wird unterdrückt (Frisch). Frauen mit Lipödem, die den Nahrungsmangel erfolgreich überwunden haben, haben ihre Genetik an die nächste Generation weitergegeben.

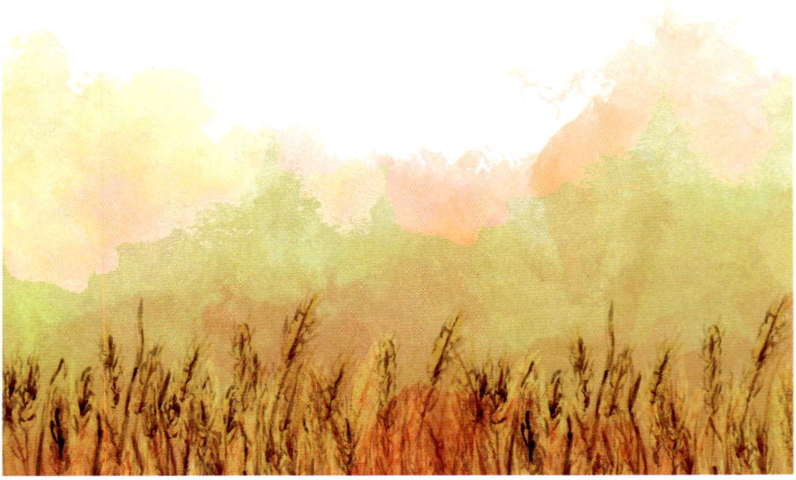

Bild 4: Weizen hat die Menschheit mit der Agrarrevolution für immer verändert.

Lipödem-Patienten wird oft vorgeworfen, dass sie sich nicht an ihre Ernährung halten. Sie geraten oft in Konflikt mit ihren Frauen oder Müttern. Wenn ich ihnen erzähle, dass es resistentes Fett namens „permanentes Fett“ gibt, das durch Diät und Bewegung nicht verschwindet, sehe ich, wie die Patienten mit dem Kopf nicken und sagen: „Ich sage immer, sie sind resistent“ und wie ihre Anspannung verschwindet. Diese Fette sind sogar gegen Adipositaschirurgie beständig.

Etwa 13 kg oder 500.000 kJ Fett reichen theoretisch für 2,4 Monate. Folglich hing das Überleben nicht nur davon ab, körperlich fit zu sein, sondern auch, wie Darwin behauptete, dick zu sein, denn ein dicker Körper kann das Überleben über Wochen ohne jede Nahrungsquelle garantieren. Resistentes Fett hat eindeutig einen evolutionären Vorteil für Frauen gebracht. Infolgedessen hing das Überleben nicht nur davon ab, wie Darwin behauptete, körperlich fit zu sein, sondern auch davon, dick zu sein, denn ein dicker Körper kann das Überleben über Wochen ohne jede Nahrungsquelle garantieren. Resistentes Fett hat eindeutig einen evolutionären Vorteil für Frauen gebracht.

In Situationen mit sehr starkem Selektionsdruck können sich innerhalb kürzester Zeit Anpassungen an Ernährungsumstellungen entwickeln. Laktosetolerante Menschen haben Hungersnöte überstanden, wie die Frauen mit Lipödem.

Die Fähigkeit, Laktose zu verdauen, hat sich zu einem evolutionären Vorteil für den Menschen entwickelt. Die genetische Mutation verschaffte ihnen einen erheblichen Vorteil bei der Nahrungsaufnahme. Sie tranken die Milch der Tiere, die sie aufzogen. Menschen mit der Laktose-Mutation überlebten und gaben dieses Gen an die nächste Generation weiter. Das Gen, das das Laktoseenzym codiert, wird nach der Kindheit abgeschaltet, wenn Milchprodukte üblich werden, und viele Menschen haben eine Mutation entwickelt, die dieses Gen ihr ganzes Leben lang anhält. Dank dieser Mutation hat sich der Mensch an den Konsum von Milchprodukten angepasst, indem er eine Laktosetoleranz entwickelt hat.

Laktosetoleranz hat Zivilisationen geholfen, die menschliche Evolution zu beschleunigen. Ironischerweise litt Darwin unwissentlich an einer Laktoseintoleranz. Über 40 Jahren litt er unter Erbrechen, Darmproblemen, Kopfschmerzen, starker Müdigkeit, Hautproblemen und Depressionen. Es stellt sich heraus, dass alle Symptome von Darwin in die systemische Laktoseintoleranz passen. Darwin ging es besser, als er zufällig aufhörte, Milch und Sahne zu sich zu nehmen (Campbell und Matthews). Darwins Krankheit hebt etwas anderes hervor, das er übersehen hat: die Bedeutung von Laktose in der Evolution von Säugetieren und Menschen. Laut einigen Wissenschaftlern war Fettleibigkeit eine adaptive Entwicklung in unserer evolutionären Vergangenheit. Dies scheint keine plausible Hypothese zu sein. Adipositas kann keine biologische Anpassung der Evolution sein, wenn wir die Begleiterkrankungen berücksichtigen. Adipositas ist eine der Ursachen für viele schwere Stoffwechsel- und Hormonstörungen, darunter Herzerkrankungen, Diabetes und einige Krebsarten.

Darüber hinaus haben übergewichtige und fettleibige Frauen einen höheren Leptinspiegel, der im Fettgewebe produziert wird. Dies hat nachteilige Auswirkungen auf viele Funktionen des menschlichen Körpers, einschließlich der reproduktiven Gesundheit. Das Lipödem war eigentlich eine evolutionäre Anpassung. Patienten mit lipomatösen Fettdepots an Hüfte und Oberschenkeln sollten in der Evolution im Vorteil gewesen sein. Patienten mit Lipödem haben ein geringeres Risiko für Typ-2-Diabetes, Dyslipidämie und Bluthochdruck. Patienten mit Lipödem haben ein geringeres Risiko für Herzerkrankungen. (De la Torre et.al)

Biologische Organismen nutzen unterschiedliche Strategien zur Stoffwechseleinsparung. Lethargie, Winterschlaf, niedrige Stoffwechselrate und hohe Kalorienaufnahme sind nur einige der vielen Strategien. Irgendwelche „Sparsame Gene“ beim Lipödem könnten Menschen dabei geholfen haben, ihre Energieeffizienz zu verbessern. Dieses Gen scheint uns von unseren Vorfahren überliefert zu sein.

Die landwirtschaftliche Revolution verwandelte die Dynamik der Gesellschaft von kleinen Jäger-Sammler-Clustern zu einer großen Bauerngemeinschaft. Der Wechsel brachte eine Fülle von Lebensmitteln mit sich, wenn auch saisonal. Die Pflanzenproduktion hat zu einer Zunahme kohlenhydratreicher Lebensmittel mit weitreichenden Änderungen in der Ernährung geführt. Die verringerte Lebensmittelvielfalt bedeutete, dass auch die Vielfalt der Lebensmittel in der Ernährung dieser Menschen abnahm. Milchprodukte wurden ebenfalls zu den Lebensmitteln hinzugefügt. Dies führte zu schwerwiegenden Veränderungen der oralen und intestinalen Mikrobiota. In der Ätiologie des Lipödems wird eine Verschlechterung der Mikrobiota für den Krankheitsverlauf verantwortlich gemacht. Einige Autoren haben berichtet, dass die Störung der Wirtsmikrobiota-Symbiose (Dysbiose) wahrscheinlich vor etwa 10.000 Jahren während der neolithischen Revolution auftrat, die auch als „landwirtschaftliche Revolution" bezeichnet wird (De Filippo, Ottaviani et.al).

Die Mikrobiota beeinflusst stark eine Vielzahl von physiologischen Prozessen wie endokrine und metabolische Wege, die Regulierung des Immunsystems und epigenetische Veränderungen des Genoms, die die Funktionsweise Ihrer Gene beeinflussen.

Mikrobiota-Interaktionen mit dem Gastrointestinaltrakt beeinflussen die Gesundheit des Wirts, indem sie das Immunsystem der Schleimhaut stärken und die intestinale Barriere gegen das Eindringen von Krankheitserregern unterstützen (Kurashima et al.).

Göbeklitepe, in Obermesopotamien in der Region Südostanatolien gelegen, führte dazu, dass unser gesamtes Verständnis der Menschheitsgeschichte neu geschrieben wurde. Göbeklitepe, das fast 12.000 Jahre alt ist, verdient sicherlich diese Definition als Meilenstein in der menschlichen Zivilisation. Dieser Ort, an dem sich der älteste Tempel der Welt befindet, gilt als Geburtsort der Zivilisation. Gesellige Zusammenkünfte in Göbeklitepe verstärken die Vorstellung, dass die Menschen kurz vor einer großen Veränderung in der Menschheitsgeschichte und dem Übergang zur sesshaften Ordnung lebten (Schmidt).

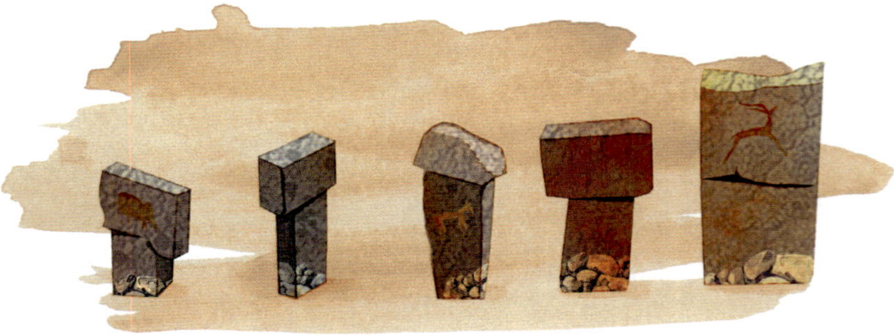

Bild 5: T-Säulen, Göbeklitepe

Die in Göbeklitepe gefundenen Körner sind wild, was darauf hindeutet, dass keine Verbesserung stattgefunden hat. Für die Menschen dieser Region war die Gazelle die Hauptfleischquelle. Da diese Art wandernd ist, ermöglichte sie im Spätherbst eine großflächige Fleischversorgung. Die zweite wichtige Art war der Auerochsen.

Die beeindruckenden T-förmigen Säulen sind als charakteristisches Element der Architektur von Göbeklitepe bekannt (Abbildung 5). Diese sind eindeutig eine abstrakte Interpretation des menschlichen Körpers. Die meisten Skulpturen in Göbeklitepe dienen dem Vergnügen des Betrachters mit verschiedenen Perspektiven. Um eine Skulptur vollständig zu verstehen, müssen wir daher um sie herumgehen. Von weitem wirken die T-Säulen wie abstrakte Skulpturen, doch bei näherer Betrachtung sind die Säulen stilisierte Darstellungen der körperlich ästhetischen und hochentwickelten Menschen jener Zeit.

Der Hauptzweck der Stilisierung besteht darin, das Kunstmotiv für den Betrachter verständlicher zu machen. Die Methode der Stilisierung in der Kunst erfordert die Entfernung aller Überschüsse, die die klare visuelle Wahrnehmung stören. Die nach wie vor verborgene Ästhetik zielt darauf ab, die Aufmerksamkeit auf Details zu lenken und die entsprechende emotionale Intensität hervorzurufen.

Illustrationen in Mode und Design sind eines der markanten Beispiele für eine stilisierte Perspektive. Beim Zeichnen ihrer Ideen verlängern Designer die Körpergröße des Modells oder verzerren Körperproportionen wie schmale Taille und lange Gliedmaßen, um einen künstlerischen Effekt zu erzielen oder die Originalität der abgebildeten Objekte zu zeigen. Ich habe diese Methode auf eine Skulptur angewendet, die eng mit dem Buch verwandt ist.

Wie in Abbildung 6 zu sehen ist, sind in dieser Statue, die ich die moderne Göttin nenne, die Brüste, eines der auffälligen Symbole der Fruchtbarkeit, übertrieben dargestellt, was darauf hindeutet, dass sie sich einer Silikon Implantat Operation unterzogen hatte. Der Körper, den sie trägt, passt nicht zu den riesigen, aber richtig geformten Brüsten.

Etwa 2000 Jahre später fand in der Region Çatalhöyük, 700 Kilometer westlich von Göbeklitepe, die Agrarrevolution statt. Waren diejenigen, die den bäuerlichen Lebensstil annahmen, die Nachkommen lokaler Jäger und Sammler?

Çatalhöyük ist in der Archäologie als Protostadt bekannt, eine Verbindung zwischen Höhlenhäusern prähistorischer Jäger und Sammler und frühen städtischen Strukturen. Çatalhöyük wurde mit seinen eigenen einzigartigen Hauskomplexen gebaut. Auch Hausdächer sind Gehwege, Straßen und Durchgänge gibt es nicht. Sie betraten die Häuser von der Südseite durch das Dach, um den Rauch zu vertreiben, Sonnenlicht und frische Luft zu bekommen. Alle Häuser waren ähnlich groß, keines wirkte bedeutend größer. Çatalhöyük hat in vielerlei Hinsicht ein egalitäres Gesellschaftsmodell. Es wurden noch keine Könige, Führer oder Elitegruppen identifiziert.

In Çatalhöyük domestizierten die Menschen Weizen. Woher wissen wir das? Die DNA-Analyse von verkohlten Weizenkörnern in Çatalhöyük und der Vergleich dieser Weizenkörner mit zeitgenössischen Weizensorten zeigten, dass der Weizenbestand von Çatalhöyük eine ähnliche Struktur wie die zeitgenössischen hexaploiden Weizensorten aufwies.

Die Jäger- und Sammlergemeinschaften in Europa wurden vollständig durch anatolische Bauern ersetzt. Einwanderer breiteten sich nach Norden und Westen aus und brachten landwirtschaftliche Fachkenntnisse sowie das genetische Erbe des Lipödems mit. Eine archäogenetische Studie hat gezeigt, dass europäische neolithische Bauern hauptsächlich von anatolischen neolithischen Bauern abstammen (Lazaridis et al.).

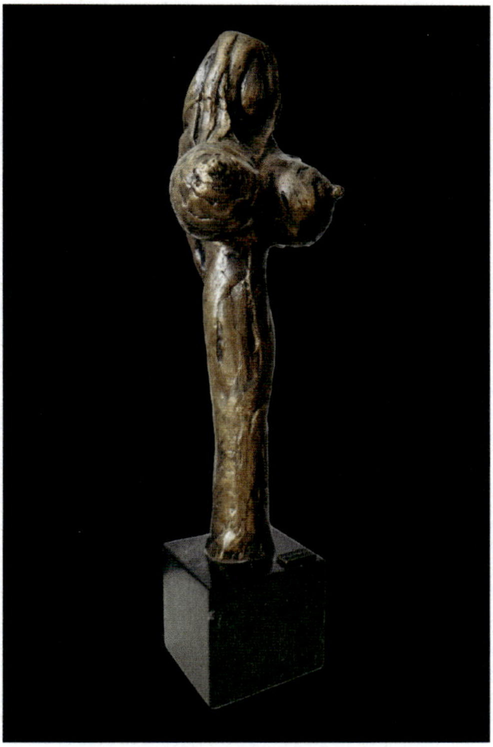

Bild 6: Die moderne Göttin

Ein Organismus ist am besten an die durch seine Gene definierte Umgebung angepasst. Wenn sich die aktuelle Umgebung eines Organismus von der seiner Vorfahren unterscheidet, kann die Inkompatibilität der Umgebung mit dem Genom des Organismus zu funktionellen Nachteilen für den Organismus führen. Die genetisch bedingten Ernährungsbedürfnisse des Menschen haben sich über Jahrmillionen bewährt. Unsere Jäger-Sammler-Vorfahren folgten einer Ernährung, die sich deutlich von der der modernen, von der Landwirtschaft abhängigen Menschen unterschied (Sebastian et al.).

Über Millionen von Jahren haben sich die Menschen allmählich zu „Jägern und Sammlern" entwickelt, die symbiotischen Beziehungen mit der Natur aufgebaut, frische Luft geatmet, frisches Wasser getrunken und frische Lebensmittel zu sich genommen.

1814 schrieb der russische Dichter und Schriftsteller Ivan Krylov ein Märchen mit dem Titel „Rus La Fontaine" („Der neugierige Mann"). Nach der obigen ausführlichen Diskussion möchte ich einen Absatz teilen, der eine beruhigende Wirkung auf Ihren Geist haben wird.

Guten Tag mein lieber Freund, woher kommst du?

"In dem Museum, in dem ich drei Stunden verbracht habe, habe ich alles gesehen und alles genau studiert. Ich habe so viele Dinge gesehen, die mich erstaunen, dass ich, wenn Sie mir glauben, nicht stark oder schlau genug bin, um Ihnen eine vollständige Erklärung zu geben. Es ist ein Palast der Wunder. Was für eine reiche Erfindungsgabe die Natur ist! Ich habe viele Vögel und Tiere dort gesehen (...) Manche sind wirklich kleiner als ein Stecknadelkopf."

„Aber hast du den Elefanten gesehen? Wie hat er deiner Meinung nach ausgesehen? Nach was ähnelte es, denkst du?"

(...)

„Bist du sicher das es dort war?"

„Ich bin ziemlich sicher."

„Okay Bruder, sei nicht zu hart zu mir; Aber um die Wahrheit zu sagen, ich habe dem Elefanten keine Aufmerksamkeit geschenkt."[2]

Das Märchen erzählt die Geschichte eines Mannes, der ein Museum besucht und die Existenz eines Elefanten völlig übersieht, obwohl er alle Merkmale und Details der kleinsten ausgestellten Objekte sehen kann.

So übersehen wir beim Lipödem das große Ganze. Meine Hypothese wird dazu beitragen, dass alles seinen Platz findet.

2 Krilof and His Fables, Ivan Andreevich Krylov, Strahan and co. publishers,1869, s.43

LIPÖDEM: WAS IST DAS EIGENTLICH?

Das Lipödem ist eine häufig übersehene Erkrankung mit hoher Prävalenz (Häufigkeit). Es ist durchaus üblich, dass die Erkrankung oft falsch diagnostiziert oder als lebensstilbedingte Fettleibigkeit oder Lymphödem diagnostiziert wird. Einen Satz ohne verletzend zu machen; Das Lipödem ist einschlägigen medizinischen Fachkräften im Allgemeinen unbekannt. Ich habe von meinen Patienten gehört, dass es Ärzte gibt, die sagen: „Solche Krankheiten gibt es nicht". Es wird angenommen, dass etwa 11 % der erwachsenen Frauen vom Lipödem betroffen sind, obwohl die Literatur widersprüchliche Daten zur Prävalenz des Lipödems liefert.

Auf den vorherigen Seiten habe ich die Aufmerksamkeit auf die evolutionären Grundlagen des Lipödems gelenkt, die zu einem besseren Verständnis und neuen Erkenntnissen in der Behandlung und Bewältigung der Krankheit führen werden. Evolutionäre Prinzipien können verwendet werden, um Probleme der öffentlichen Gesundheit anzugehen, wie z. B. die Verwendung einer Hormonersatztherapie bei postmenopausalen Frauen. Die Verwendung von Östrogen bei postmenopausalen Frauen verstärkt die Inkonsistenz mit unserer Evolutionsgeschichte.

Descartes, der Schöpfer des „kartesischen Zweifels", steht allen Überzeugungen, Ideen und Gedanken skeptisch gegenüber. Er sagt: „Wenn du hinter der Wahrheit her bist, musst du mindestens einmal in deinem Leben so viel wie möglich an allem zweifeln."[3] Dogmatismus ist allgegenwärtig, sogar in Wissenschaft und Medizin. Dominierende Überzeugungen können wissenschaftli-

3 "Principles of Philosophy". Rene Descartes, Kluwer Acedemic Publisher,1991.

che Studien monopolisieren und verhindern, dass die Wahrheit ans Licht kommt.

Bei der Definition des Lipödems herrscht große Verwirrung. Wir können dies aus der Perspektive des kartesischen Zweifels diskutieren. Etymologisch lässt sich das Wort Lipoödem in Lipo und Ödem unterteilen. Lipo leitet sich vom griechischen Wort lipos ab und bedeutet Fett. Ödem bezieht sich auf Schwellungen, die durch Flüssigkeitsansammlung verursacht werden. Dieser Name spiegelt jedoch nicht die pathophysiologische Realität der Krankheit wider.

In ähnlicher Weise ist das Wort Lupus eine falsche Bezeichnung für die chronisch entzündliche Autoimmunerkrankung Lupus. Lupus bedeutet auf Lateinisch Wolf und bezieht sich auf die Krankheit Lupus, die vor dem 19. Jahrhundert durch Hauttuberkulose verursacht wurde, von der angenommen wurde, dass sie Wolfsbissen ähnelt. Kolumbus verursachte einen ähnlichen Fehler im Wort Lupus.

Kolumbus, der glaubte, Indien erreicht zu haben, landete auf Amerika. Aus diesem Grund nannte er die Ureinwohner Indianer. Diese falsche Bezeichnung wird immer noch für indigene Völker in Amerika verwendet. Die amerikanischen Ureinwohner waren größtenteils Jäger und Sammler. Als typische Jäger und Sammler waren sie fit und gesund. Kolumbus schrieb in sein Tagebuch: „Sie waren sehr gut gebaut, mit sehr wohlgeformten Körpern und sehr schönen Gesichtern", „Sie tragen keine Waffen, sie wissen nichts was es ist... Sie können gute Diener sein."[4] Der größte Teil der Jäger-Sammler-Bevölkerung wurde innerhalb von Jahrzehnten durch Barbarei und Infektionskrankheiten ausgelöscht.

Die indigene Ernährung vor dem europäischen Kontakt war relativ nährstoffreich und verlor eine Vielzahl von Makro- und Mikronährstoffen durch Jagd- und Sammelpraktiken und später unter-

4 The Journal of Christopher Columbus (During His First Voyage), and Documents Relating to the Voyages of John Cabot and Gaspar Corte Real, Clements R. Markham, ed. and trans. (London: 1893), 37-68.

brochene Formen des einheimischen Gartenbaus (Armelagos et al.). In den Jahrhunderten nach dem Kontakt mit den Europäern waren viele indianische Gemeinschaften gezwungen, von ihrer Paläo-Ernährung abzurücken. Der Rückgang der Gesundheit und Fruchtbarkeit der amerikanischen Ureinwohner fällt mit der europäischen Kolonialisierung zusammen.

Lipödemisches Fett sammelt sich symmetrisch hauptsächlich in den Extremitäten unterhalb der Hüfte und unterhalb der Schultern an. Fettgewebe ist jedoch nicht das einzige erkrankte Gewebe beim Lipödem. Da die Fettgewebe etwa 80 % des lockeren Bindegewebes ausmacht, wird dem Fettgewebe die Schuld gegeben. Manche Frauen mit Lipödem haben häufiger Probleme mit der Aortenwand. Diese Ergebnisse werden zusammen mit Bindegewebsveränderungen beobachtet, die mit Hypermobilität (übermäßige Flexibilität in den Gelenken) einhergehen.

Alles rund um das Lipödem deutet auf das immer noch umstrittene Interstitium hin. Das Interstitium ist ein zusammenhängender, mit Flüssigkeit gefüllter Raum zwischen den Muskeln und Organen, einschließlich des Kreislaufsystems. Das Interstitium stellt nicht nur ein passives Kanalsystem für den Fluss flüssiger und gelöster Stoffe dar, sondern fungiert auch als hochdynamisches und komplexes Gebilde.

Das Interstitium (Zwischenraum) ist die primäre Lymphquelle und das Hauptflüssigkeitskompartiment im Körper. Experten haben lange angenommen, dass bestimmte Teile des Körpers (wie die Haut, die Auskleidung um die Blutgefäße und die Muskeln) ihre Wände enthalten, den Hauptbestandteil des Bindegewebes. Wie die neuen Studien zeigen, waren diese „Wände" überhaupt keine Wände, sondern eher aktive, netzartige Räume, die mit Flüssigkeit gefüllt waren. Diese Räume sind das Interstitium.

Einige Forscher argumentieren, dass das Interstitium, die mit Flüssigkeit gefüllten Räume im Gewebe, die den ganzen Körper verbinden, als neues „Organ" betrachtet werden sollte und dass diese Räume bei vielen Vorgängen im Körper eine wichtige Rolle spielen könnten.

Das Interstitium, das überall in unserem Körper zu finden ist, von der Haut über die Muskeln bis hin zu unserem Verdauungssystem, wurde unterschätzt und zu sehr vereinfacht, indem gesagt wurde, dass es als eine Art Stoßdämpfer oder passives Kanalsystem für den Fluss von Flüssigkeiten und gelösten Stoffen fungiert. Das Interstitium enthält ein Sechstel des gesamten Flüssigkeitsvolumens des Körpers.

Es stellt sich heraus, dass das Interstitium eine sehr wichtige Struktur ist. Das war den Forschern zunächst nicht bewusst, denn die Art und Weise, wie sie an die Gewebeproben kamen, hatte einen sehr wichtigen Teil des Gewebes zerstört. Die mit Flüssigkeit gefüllten Taschen würden auslaufen und zusammenbrechen, wenn sie entfernt und konserviert würden, wodurch alle Anzeichen des Interstitiums verdeckt würden.

Das erinnert mich an die anatomische Dissektion von Erasistratos. Er glaubte, dass die Adern mit Luft gefüllt waren und die Seele trugen. 200 Jahre später zeigte der berühmte Galen, der Gladiatoren behandelte, die von ihrem Kampf zurückkehrten, dass Arterien Blut und keine Luft enthalten. Wenn das Herz stoppt, entleert sich das Blut in den Arterien und füllt sich mit Luft. Fast alles, was einst ein völliges Mysterium war und die Grundlage des Aberglaubens war, hat sich nun in aufschlussreiches Wissen verwandelt.

Die Kapillarfiltration leitet den Flüssigkeitsstrom in das Interstitium. Dies unterstützt nicht nur den Transport von Nährstoffen durch Gewebe, sondern spielt auch eine wichtige Rolle bei der Morphogenese und dem Umbau von Gewebe, der Regulierung der Gefäßfunktion, der Bildung neuer Lymphgefäße, der Tumorbiologie und der Beweglichkeit von Immunzellen.

Zustände, die durch einen ungewöhnlich niedrigen interstitiellen Flüssigkeitsfluss gekennzeichnet sind, können ebenfalls dramatische Veränderungen der Zellfunktion verursachen. Überschüssige Flüssigkeitsansammlung im Kompartiment verursacht pathologische Veränderungen, Entzündung und Fibrose, Adipozytenvergrößerung und Lipidablagerung, die eine chronische Schwellung des interstitiellen Kompartiments verursachen. Eine übermäßige Ansammlung von interstitieller Flüssigkeit kann den Zellstoffwechsel in geschwollenem Gewebe beeinträchtigen. Ödem Bildung schränkt auch die Diffusionsentfernung potentiell toxischer Nebenprodukte des Zellstoffwechsels ein.

In Alita, einem Film von James Cameron, spielt Cristoph Waltz Doktor Dyson Ido, einen Cyberchirurgen. Tatsächlich ist diese Figur der Prototyp eines futuristisch plastischen Chirurgen. Macht kybernetische Stücke für Patienten und transplantiert sie ihnen. Es scheint auf den ersten Blick nicht sehr überzeugend, aber würden Sie glauben, dass ein Chirurg in New York einen Patienten in Frankreich mit Roboterwerkzeugen und einem drahtlosen Netzwerk anstelle einer menschlichen Hand operiert hat? Obwohl es kaum zu glauben ist, wurde diese Operation durchgeführt. Zwei Chirurgen in New York City entfernten 2001 erfolgreich die Gallenblase eines Patienten im 6.000 Kilometer entfernten Frankreich.

Während alte Karrieren aufgrund von sich ändernden Technologien und Innovationen sterben, entstehen neue Berufsfelder. Dasselbe gilt für die dynamische Medizin. Meine futuristische Vorhersage ist, dass Interstitium-Spezialisten, vielleicht Spezialisten für Evolutionsmedizin, in nicht allzu ferner Zukunft zu den neuen Fachgebieten oder Unterfachgebieten gehören werden. Aufgrund der oben angeführten Argumente ist der Schluss naheliegend, dass das Lipödem als evolutionäres Mismatch ein chronisches, fortschreitendes, vererbtes Syndrom des Interstitiums ist. Da das Wort Lipödem eine Fehlbezeichnung ist, wie können wir es benennen? Ich würde sagen: „Entzündliches interstitielles Syndrom".

IST DAS LIPÖDEM EINE ERBKRANKHEIT?

Das Lipödem ist aufgrund einer positiven Familienanamnese mit ziemlicher Sicherheit eine Erbkrankheit. Eine hereditäre Übertragung des Lipödems wurde bei 64 % berichtet. Wenn ich Patienten frage, ob es in ihrer Familie noch jemanden mit ähnlichen Symptomen gibt, sagen sie manchmal, dass sie nur ein Lipödem unter ihren Verwandten haben, aber wenn ich andere Familienmitglieder untersuche, habe ich oft ein Lipödeme in verschiedenen Stadien diagnostiziert. Der Grund, warum sie die Frage falsch beantwortet haben, könnte darin liegen, dass sich die Krankheit bei anderen Personen in einem früheren Phase befindet und sie ihren Zustand relativ nicht als Krankheit akzeptieren.

Ist das Lipödem genetisch oder vererbt? Bis jetzt sind Sie vielleicht davon ausgegangen, dass diese beiden Wörter austauschbar sind. Genetische Krankheiten können vererbt werden oder nicht. Erbkrankheiten werden durch defekte Gene von einer Generation zur nächsten weitergegeben. Es gibt jedoch Fälle, in denen ein oder mehrere Merkmale genetisch bedingt sind und nicht vererbt werden.

IST EIN LIPÖDEM SCHMERZHAFT?

Trotz aller Krankheitsmerkmale kenne ich schmerzlose Patienten im Phase 2, die nur über Verspannungen aufgrund von Schwellungen klagen. Sind das nicht Lipödeme? Herbst et al berichten in ihrer Studie, dass vier Patientinnen mit Lipödem keine Schmerzen hatten. Dem schmerzhaften Krankheitsbild Lipödem kann eine schmerzfreie Phase vorausgehen.

Individuelle Unterschiede in der Stressachse in unserem Nervensystem, das unsere Reaktionen auf Stress, Verletzungen und Traumata steuert, können erklären, warum manche Menschen Schmerzen unterschiedlich empfinden.

Trotz aller Krankheitsmerkmale kenne ich schmerzlose Patienten im Phase 2, die nur über Verspannungen aufgrund von Schwellungen klagen. Sind das nicht Lipödeme? Herbst und seine Freunde berichten in ihrer Studie, dass vier Patienten mit Lipödem keine Schmerzen hatten. Dem schmerzhaften Krankheitsbild Lipödem kann eine schmerzfreie Phase vorausgehen.

Individuelle Unterschiede in der Stressachse in unserem Nervensystem, das unsere Reaktionen auf Stress, Verletzungen und Traumata steuert, können erklären, warum manche Menschen Schmerzen unterschiedlich empfinden.

Druckschmerz entsteht durch die Ansammlung von Wasser in den Fettzellen. Die Volumenzunahme erzeugt Spannung, indem sie Druck auf das umliegende Gewebe ausübt. Dadurch reagiert die Haut schmerzhaft auf Berührung und Druck. Mit fortschreitendem Lipödem können die Symptome stärker werden. Die Beine, Arme oder Hüften können auch ohne Druck schmerzen.

Manchmal wird die fallende Dominosequenz als Analogie verwendet, um eine Reihe von Symptomen zu erklären. Wenn Sie das erste Stück in der Dominoreihe fallen lassen, kippt der nächste Domino um, was bedeutet, dass jeder Domino wegen des vorherigen Dominos fällt. Die Reaktion setzt sich fort, bis sie alle fallen. Diabetes ist ein Paradebeispiel für diesen Dominoeffekt. Schäden können jedes Organ betreffen, wenn sie nicht gut angeleitet werden. Der kumulative Effekt, der entsteht, wenn ein Ereignis eine Kette ähnlicher Ereignisse auslöst, ist ein Dominoeffekt auf die Gesundheit. Wie kann man verhindern, dass Dominosteine vor einem irreversiblen Phase fallen? Dies wird Gegenstand eines weiteren Kapitels sein. Wie kann man verhindern, dass Dominosteine vor einem irreversiblen Phase fallen? Dies wird Gegenstand eines weiteren Kapitels sein.

Im Gegensatz zu akuten Schmerzen verschwinden chronische Schmerzen nicht, wenn man verletzt ist oder wenn die Krankheit geheilt ist. Manchmal entwickelt sich der Schmerz zu einem Zustand, der als chronisches Schmerzsyndrom bekannt ist und nicht vollständig verstanden wird. Sie äußert sich in Schmerzen, die länger als sechs Monate andauern und in der Regel von Wut, Depression, Angst, Verlust des sexuellen Verlangens, Kreuzschmerzen, Kopfschmerzen, Gelenkschmerzen, Muskelschmerzen, Brennen oder Kribbeln in verschiedenen Körperteilen begleitet werden.

Auch das Lipödem ist eine chronische Erkrankung. Chronische Krankheiten werden im Allgemeinen als Zustände definiert, die länger als ein Jahr andauern. Einige der Stresssymptome, die Sie bei chronischen Krankheiten erleben können, sind: Gliederschmerzen, Müdigkeit, Schlafstörungen, Traurigkeit, Reizbarkeit, Angst, Kopfschmerzen. Es ist klar, dass sich diese auch mit Lipödembefunden überschneiden.

Beim Lipödem können Befunde des chronischen Schmerzsyndroms, des chronischen Krankheitssyndroms oder einer Kombination aus diesen vorliegen.

KOMPLIZIERTHEIT IN LIPÖDEMSTADIEN

Das Lipödem wird je nach Hautbild in vier klinische Hauptstadien eingeteilt.

Phase 1: eine glatte Hautoberfläche mit homogener Verdickung des Unterhautgewebes.

Phase 2: ein unebenes, welliges Gewebe mit knotigen Strukturen unter der verdickten Haut.

Phase 3: eine Zunahme von knotigen Veränderungen und vorgefallenen Gewebemassen.

Phase 4: Entwicklung des Lymphödems.

Diese Klassifizierung ist jedoch mit einigen Problemen behaftet. Die Hautoberfläche ist nicht immer mit der Schwere der Erkrankung vereinbar. Manchmal beobachte ich, dass sogar ein Patient in der ersten Phase unangenehme Schmerzen verspüren kann. Diese Klassifizierung berücksichtigt auch nicht den Durchmesser oder die Gewebedicke. Ein Patient in der ersten Phase kann ein dickeres Bein haben als ein Patient der in der zweiten Phase ist. Ich erinnere mich an einige Patienten in der ersten Phase, bei denen die Fettaspiration aufgrund von Fibrose wirklich schwierig war.

Es war eine schmerzhafte Erfahrung für mich zu erfahren, was ein fibrotisches Lipödem ist. Es war vor langer Zeit. Ich hatte eine Patientin mit Lipödem in der zweiten Phase operiert. Bei der Untersuchung war ihre Haut gespannt, ähnlich wie bei Lipödem-Patienten mit Muskelhypertrophie, die zu viel Sport machen, um Fett zu verbrennen. Das Gewebe im Pinch-Test betrug etwa 10 cm an der Wade, was darauf hindeutet, dass es sich lohnt, eine Fettabsaugung durchzuführen. Während der Operation konnte man hartes fibrotisches Gewebe wie Stein an der Spitze der Kanüle fühlen. Ich erlebe ähnliche Situationen, besonders bei Patienten, die sehr strenge Diäten einhalten. Das Gewebe kann sich in eine getrocknete Frucht verwandeln, die ihr Wasser verloren hat. Das fibrotische Lipödem ist eine neue Spezies, die einen anderen Ansatz verdient, obwohl Fibrose in allen Phasen des Lipödems vorhanden ist. Die lymphostatische Fibrose beginnt mit der Ansammlung von proteinreicher Ödemflüssigkeit. In der sauerstoffarmen Umgebung führt eine stärkere Flüssigkeitsansammlung zu Fibrose (einer Art Narbengewebe).

Fibrose tritt um subkutane Fettzellen auf, die Knötchen bilden. Diese können in der Größe von einem Reiskorn bis zur Größe einer Walnuss oder noch größer reichen. Bei Fortschreiten des Lipödems können die Knötchen verkleben und große, knötchenförmige, schmerzhafte Massen bilden. In späteren Stadien des Lipödems können sich große, herabhängende Läppchen bilden, die das Auffinden enganliegender Kleidung erschweren und das Sitzen, Stehen oder Gehen verhindern können.

Einige Lipödem-Patienten haben eine Gelenkhypermobilität, insbesondere in den Knien und Knöcheln, was letztendlich zu Gelenkschäden führt. In der Regel besteht eine Kombination aus erhöhter Hautelastizität und Wärmeverlust im betroffenen Bereich. Einige Patienten haben eine Gastrocnemius-Muskelhypertrophie. Die Behandlung und Befunde von Patienten mit sehr lockerem oder straffem Gewebe sind sehr unterschiedlich. Das oben erwähnte Klassifizierungssystem geht diese Probleme nicht an.

IST DIE LIPOHYPERTROPHIE EINE VORSTUFE ZUM LIPÖDEM?

Junge Patienten haben oft eine Lipohypertrophie, die eine Vorstufe des Lipödems sein kann. Ihre Mütter klagen oft: „Wir hatten die gleichen Beine wie unsere Töchter, daraus wurde ein Lipödem". Die Lipohypertrophie kann sich zu einem Lipödem entwickeln, die genauen Auslöser des Krankheitsverlaufs sind jedoch unbekannt. Die Lipohypertrophie unterscheidet sich vom symptomlosen Lipödem Phase 1. Der Krankheitsverlauf ist unvorhersehbar und kann daher von Patienten zu Patienten variieren. Es kommt zu einer homogenen Zunahme des subkutanen Fettgewebes und die Haut bleibt glatt. Da die Lipohypertrophie keine Symptome hat, wird sie leicht übersehen.

Lipödem-Patienten fragen manchmal, wie sie ihre Kinder vor dem Lipödem schützen können, weil sie das gleiche genetische Erbe tragen. Ich rate ihnen, die Gewichtszunahme ihrer Kinder zu verhindern. Gewichtsverlust reduziert das Volumen der Fettzellen, aber nicht ihre Anzahl. Die Anzahl der Fettzellen kann während der Kindheit und Jugend zu- oder abnehmen, aber nach der Teenagerzeit ist der Körper bestrebt, die Anzahl der Fettzellen konstant zu halten. Dies kann zu einem lebenslangen Gewichtskampf führen. Als Erwachsener haben wir eine feste Anzahl an Fettzellen. Neue Fettzellen werden ständig erstellt und zerstört, aber der Körper neigt dazu, während der Pubertät eine feste Anzahl beizubehalten. Daher ist es sehr wichtig, Fettleibigkeit bei Kindern zu verhindern.

Menschen, die früher fettleibig waren, nehmen schneller zu. Die hohe Anzahl an Fettzellen in ihnen kann eine Erklärung für ihre Tendenz sein, verlorenes Gewicht leicht wiederzugewinnen.

JEDER PATIENT HAT EINE GESCHICHTE

„Hören Sie Ihrem Patienten zu, er sagt Ihnen die Diagnose."

Das hat Osler seinen Schülern Ende des 19. Jahrhunderts beigebracht. Trotz der großen Fortschritte in der Medizin gilt das Sprichwort immer noch.

Narrative Medizin verwendet einen patientenzentrierten Ansatz, um die Psyche des Patienten zu verstehen. Zum Beispiel verwenden wir Ärzte und Patienten möglicherweise das Wort Zellulitis, was nicht bedeutet, dass die beiden Verwendungen dasselbe bedeuten. Die Narrative Medizin findet ihre beste Anwendung beim Lipödem.

„Unterm Rad" von Herman Hesse bezieht sich auf die verlorene Kindheit im fraglosen und bedrückenden, Scholastiker Schulbildungssystem. Das Buch betont, dass wir versuchen, den Erwartungen unserer Eltern gerecht zu werden. Auch Hippokrates fasst ein gutes Beispiel für die patientenzentrierte Perspektive mit dem Satz zusammen: „Es gibt keine Krankheit, es gibt nur den Patienten."

Das Buch handelt von einem ehrgeizigen Jungen, der unter den Schleifscheiben eines starren Erziehungssystems zerquetscht wird und wegen dem Druck der Erwachsenenwelt nach und nach zusammenbricht. Dieser Junge namens Hans geht im See schwimmen, spielt mit seinen Kaninchen, redet mit seinen Freunden, vergnügt sich auf Jahrmärkten, macht einen schönen Spaziergang im Wald oder verbringt den Tag mit seiner Lieblingsbeschäftigung, dem Angeln.

Drei Jahre lang fördern ihn seine Lehrer, sein Pfarrer, sein Vater und sein Schulleiter ständig und ließen ihn keinen Moment ruhen. Hans verliert seine Freunde, man frisst seine Hasen, Angeln oder andere Aktivitäten sind nicht mehr erlaubt.

Während seines Internats erlebt Hans ein Burnout in einem Umfeld ständiger Spannungen, Druck und großer sozialer Unterschiede. Leidet unter starken Kopfschmerzen, begleitet von anderen Symptomen wie Stimmungsschwankungen, Appetitlosigkeit, Albträumen oder Schlafstörungen. Motorische Schwäche, Konzentrationsprobleme, Schwindel und Selbstmordgedanken begleiten diesen Zustand.

Ein Bezirksarzt ignoriert das Privatleben von Hans über seinen Gesundheitszustand hinaus und spielt seine Schwierigkeiten als „hauptsächlich einen leichten Nervenzusammenbruch aufgrund seines Wachstums“ oder „einen vorübergehenden Zustand - leichten Schwindel“ herunter und leitet damit das tragische Ende des Romans ein.

Der Arzt sollte der Geschichte des Patienten angemessen zuhören, ohne zu kontrollieren oder einzugreifen, und sollte den Patienten ermutigen, es in seinen eigenen Worten auszudrücken. Über das Lipödem zu sprechen, erfordert aktives Zuhören.

DIAGNOSE BEIM LIPÖDEM

Ein erfahrener Arzt kann diese Erkrankung mit bloßem Auge diagnostizieren (Sichtdiagnostik), denn das Lipödem hat ein charakteristisches Erscheinungsbild. Die Extremitäten (Arme und Beine) sind massig, deformiert und ein schlanker Oberkörper kontrastiert oft mit einer schmalen Taille.

Lipödem hat eine Reihe von miteinander verbundenen objektiven und subjektiven Symptomen und Anzeichen.

- Sensibilität
- Krampfadern
- Knieschmerzen
- Ödem
- Taubheit
- Hautveränderungen
- Schmerzen
- Burnout
- Gehirnnebel oder kognitive Schwierigkeiten
- Hypermobilität
- Gangstörungen und Beingelenksprobleme
- Psychosoziale Belastung
- Anfälligkeit für Blutergüsse
- Kalte Füße
- Heißes oder brennendes Gefühl
- Valgus-Deformitäten der Füße
- Flache Füße
- Komorbiditäten wie Fettleibigkeit, Hypothyreose, Migräne und Depressionen.

Die für das Lipödem charakteristische Gewebeempfindlichkeit kann mit einem Kneiftest überprüft werden, der an den betroffenen Stellen meist sehr unangenehm empfunden wird, an anderer Stelle aber keine Schmerzen verursacht.

Spezifische Lipödem-Diagnosetests sind nicht verfügbar. Die Diagnose basiert auf Untersuchung und Anamnese. Durch weitere Untersuchungen gehen ihnen nicht nur wertvolle Momente verloren, sondern auch viele unnötige Kosten. MR oder hochauflösender Hautultraschall können im Zweifelsfall zur Bestätigung der Diagnose hilfreich sein. MR-Bilder zeigen normalerweise eine diffuse Fetthypertrophie um die bilateralen unteren Extremitäten bei Patienten mit Lipödem ohne Hautanomalien.

Das erste Anzeichen eines Lipödems kann die Füllung des Raums hinter den knöchernen Vorsprüngen des Sprunggelenks sein, der als Knöchel bezeichnet wird.

Die charakteristischen Merkmale sind eine symmetrische beidseitige Fetteinlagerung, begrenzt auf Beine, Oberschenkel und Gesäß bei Erhalt der Füße. Der „Reverse Shouldering“ Effekt, der sich auf das Absacken am Knöchel bezieht, auch als „Manschettenmarkierung“ bekannt, ist häufig zu beobachten.

Der Hautkompressionstest (Stemmer-Zeichen) auf dem Rücken der zweiten großen Zehe ist eine ergänzende diagnostische Methode zur Abgrenzung des Lipödems vom Lymphödem. Verdickte Haut, die das darunter liegende Gewebe nur schwer anheben kann, gilt als diagnostisch für ein Lymphödem.

MENDELS ERBSEN UND LIPÖDEM

Die Beschaffenheit des Lipödemgewebes wird als „Erbse in der Tüte"-Gefühl beschrieben. Wenn wir es mit Mendels Erbsen beschreiben, können wir den genetischen Ursprung des Lipödems besser verstehen (Abbildung 7).

In Computern werden Informationen mit den Werten 0 und 1 gespeichert. Im menschlichen Gehirn hingegen werden Informationen in Form eines Codes in der DNA gespeichert, wobei vier verschiedene Arten von Molekülen verwendet werden: Adenin (A), Guanin (G), Cytosin (C) und Thymin (T). Die Buchstaben *A, G, C, T* sind menschliche Codes. Ein Gen ist ein kurzer Abschnitt der DNA.

Stellen Sie sich vor, Sie haben eine Kochbuchsammlung in Ihrer Bibliothek. Jedes Rezept in Kochbüchern ist wie ein Gen. Wenn wir mit dieser Analogie fortfahren, können wir sagen, dass Chromosomen wie eine Bibliothek sind.

Die Gene befinden sich auf kleinen Spaghetti-ähnlichen Chromosomen. Chromosomen befinden sich im Inneren von Zellen. Matroschka-Puppen bieten eine gute Analogie für diese Struktur. Die äußerste repräsentiert die Babyzelle, die anderen jeweils Zellkern, Chromosomen, Gene und DNA.

Ihre Gene sind eine Gebrauchsanweisung für Zellen, die ihnen sagen, wie sie arbeiten und Ihren Körper richtig funktionieren lassen. Jeder Mensch hat etwa 20.000 Gene, die die Informationen tragen, die seine Eigenschaften bestimmen.

Der als „Vater der modernen Genetik" bekannte Mendel entdeckte die Grundprinzipien der Vererbung durch Experimente im

Garten seines Klosters. Mendel kreuzte Erbsensorten, die sich in einem Merkmal unterschieden. Er sah, dass sich erbliche Merkmale nicht vermischten und dass alle Pflanzen groß waren. In Mendels Begriffen war ein Charakter dominant und der andere rezessiv. Auch bei der Kreuzung von Hybridpflanzen trat der rezessive Charakter wieder auf.

Die genetische Vererbung des Lipödems basiert auf mehr als einem Gen und ist nicht Mendelian. Das heißt, es folgt keinen strengen Vererbungsregeln. Das bedeutet, dass sie nicht streng auf vererbten Genen basieren und sogar eine Generation überspringen. Die Nichteinhaltung von Erbregeln wird mit den Auswirkungen mehrerer Gene sowie polygenen genetischen Störungen, Lebensstilen und Umweltfaktoren in Verbindung gebracht. Umweltfaktoren regulieren das menschliche Genom, indem sie Gene aktivieren und deaktivieren. „Wenn das Genom eine Glühbirne ist, ähneln Umweltfaktoren eher einem Dimmer als einem Lichtschalter“ [5](Analogie von Dr. Spector). Es muss einen Auslöser geben, um diese Gene zu aktivieren. Wenn die Gene nicht aktiviert werden, lässt der Körper den Krankheitsprozess nicht zu.

Szel et.al haben kürzlich die Theorie aufgestellt, dass das Lipödem eine östrogenregulierte polygenetische Erkrankung ist, die parallel zu Veränderungen der weiblichen Hormone auftritt und zu Vaskulitis und Entzündungen des Lymphtrakts führt.[6] Defekte Gene stehen zunächst im Verdacht, eine Lymphangiopathie und eine Störung des Endothels, der Innenwand kleiner Gefäße, zu verursachen. Eine andere Bedeutung davon ist: Das Lipödem beginnt nicht mit dem Problem des Fettgewebes.

---

5 The Times, 5 February 2014

6 Szél, E., Kemény, L., Groma, G. vd. (2014). “Pathophysiological dilemmas of lipedema” Med Hypotheses. 83(5): 599–606.

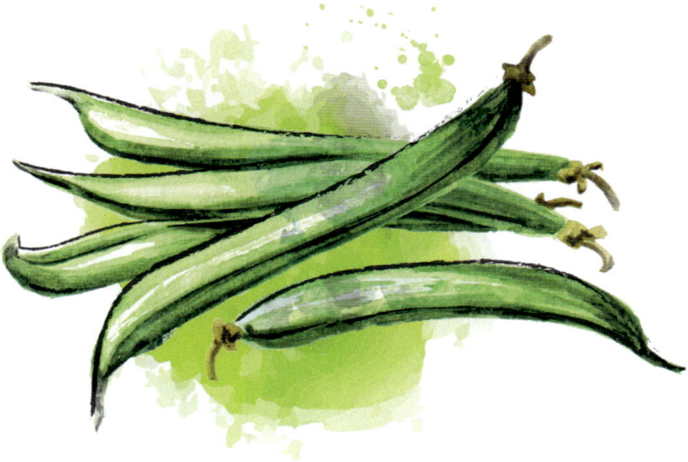

Bild 7: Die Lipödem-Genetik scheint nicht streng von genetischen Übertragungsregeln abhängig zu sein.

Bei bis zu 60 % der Frauen mit Lipödem wurde über ein anderes nahes Familienmitglied berichtet, das von der Erkrankung betroffen war. Dies steht im Einklang mit einer unvollständig penetrierenden autosomal-dominanten Vererbung, bei der ein betroffener Elternteil eine 50% ige Chance hat, seine Nachkommen mit Lipödem zu infizieren. Eine autosomal dominante Störung tritt nur in einer defekten Kopie des Gens auf, das die Krankheit verursacht.

Genetisch gesehen besteht eine Parallelität zwischen Lipödem und Adipositas. Der genetische Beitrag zur Fettleibigkeit ist bekannt. Häufige Adipositas ist polygenetisch und beinhaltet komplexe Gen-Gen- und Gen-Umwelt-Wechselwirkungen.

Zusammenfassend sind weitere Studien erforderlich, um die genetischen Grundlagen des Lipödems genau zu bestimmen. Für die molekulare Diagnostik des Lipödems stehen derzeit keine Gentests zur Verfügung. Genetische Beratung wird in naher Zukunft auf der Tagesordnung stehen, um das Fortschreiten der Erkrankung bei Kindern von Lipödem Patienten zu verhindern.

PATHOGENESE

Man kann sich fragen, warum es für Patienten, die die Hauptleser dieses Buches sind, notwendig ist, die Krankheit zu verstehen. Es ist klar, dass das Verständnis des Krankheitsmechanismus für Lipödem-Behandler wichtig ist, um neue Behandlungsstrategien zu entwickeln. Nur ein bewusster Patient kann der Lehrer eines Arztes werden. In unserer Kultur gibt es ein Sprichwort: „Frag nicht den Arzt, frag den Leidenden." Der Patient, der sich mit dem Lipödem auskennt, wird andere Patienten unterrichten oder eine wertvolle Beobachtung mit seinem Arzt teilen.

In den 1950er Jahren führte der Fehler eines Patienten in Sibirien zu einer wichtigen wissenschaftlichen Entdeckung. Es gibt externe Fixateure, die aus Ringen, Stäben und Drähten bestehen, die verwendet werden, um eine ordnungsgemäße Heilung des gebrochenen Knochens sicherzustellen und die Knochen zu immobilisieren. Die Patienten werden darin eingewiesen, wie sie den Fixateur einstellen, indem sie mehrmals täglich an den kleinen Knöpfen drehen. DR. Ilizarov begann seine Karriere in Sibirien, indem er einige Patienten mit Knochenbrüchen aus dem Zweiten Weltkrieg behandelte. Er entwarf einen externen Fixateur und behandelte erfolgreich seinen ersten Patienten. Dies war bei der Kompressionsbehandlung von nicht heilenden Knochen wirksam. Hervorragende Ergebnisse verkürzten die Erholungszeit erheblich. Einer seiner Patienten drehte versehentlich die Muttern am Rahmen in die entgegengesetzte Richtung und verlängerte so den Metallrahmen, anstatt ihn festzuziehen. Eine Pseudarthrose, die mit Kompressionsosteogenese (Zusammenbringen von Knochenstücken, um zu versuchen, neues Knochenwachstum zu fördern behandelt werden musste), durchlief tatsächlich den gegenteiligen Prozess; den Knochen zu trennen, statt ihn zusammenzubringen. DR. Ilizarov beobachtete die Bildung von neuem Knochen und entdeckte die Distraktionsosteogenese, die Fähigkeit des Knochens, sich durch Distraktion selbst zu regenerieren. Der Fehler dieses Patienten wurde zur Hauptstütze vieler Behandlungsmodalitäten.

Beim Lipödem ist lockeres Bindegewebe der erkrankte Teil. Wo befindet sich dieses Gewebe im Körper und was ist normales lockeres Bindegewebe?

Um das Lipödem zu verstehen, muss man unbedingt verstehen, was lockeres Bindegewebe ist. Wir müssen auch Begriffe lernen, die sich auf das Lymphsystem und entzündliche Prozesse beziehen.

Als Analogie gibt es Gemeinsamkeiten zwischen lockerem Bindegewebe und Minestrone-Suppe. Wie Gemüse, das in eine dicke Suppe eingebettet ist, enthält lockeres Areolargewebe Zellen und eine dichte Matrix, die darin eingebettet ist. Lockeres Bindegewebe umfasst areolare, retikuläre Fasern, elastische Fasern und Fettgewebe.

Fibroblasten, Adipozyten und Mesenchymzellen sind persistente, fixierte Zellen im Bindegewebe. Andere Zellen betreten und verlassen das Bindegewebe als Reaktion auf chemische Signale.

DER SCHWAMM UNSERER HAUT: DIE GRUNDSUBSTANZ

Die Grundsubstanz bildet eine schwammartige Matrix, die viel Wasser aufnimmt und Druckkräften standhält. Die Grundsubstanz besteht hauptsächlich aus Wasser, dessen Hauptaufgabe darin besteht, einen Weg für die Kommunikation und den Transport (durch Diffusion) zwischen Geweben bereitzustellen. Die Grundsubstanz besteht aus Polysacchariden, insbesondere Hyaluronsäure, die vorhandene Feuchtigkeit anzieht und hält und eine klare, klebrige, farblose Matrix bildet.

Obwohl die Fasern nicht flexibel sind, verleihen sie dem Gewebe Flexibilität und Festigkeit. Diese Fasern halten das Bindegewebe auch bei Körperbewegungen zusammen. Es verleiht dem Bindegewebe Haltbarkeit und Festigkeit wie ein Hängebrückenkabel. Es hilft zu verhindern, dass Ihre Haut reißt, wenn Sie jemand kneift. Bei manchen Patienten mit Lipödem ist die Haut ziemlich locker. Sie versuchen alles, um ihre Haut zu straffen. Nach meinen Beobachtungen kann ich sagen, dass die Haut von Lipödem-Patienten über 40 Jahren, die rauchen, gebären, sich vegan ernähren, lockerer und weicher ist. Da die Chemikalien im Tabak das Elastin zerstören, ist es nicht verwunderlich, dass Raucher schlaffe Haut haben. Mit zunehmendem Alter produziert unser Körper auf natürliche Weise weniger Kollagen. Dies wiederum kann mit der Zeit zu trockener Haut, Falten und weniger Hautelastizität beitragen. Veganer haben oft schlaffe Haut aufgrund eines Mangels an tierischem Eiweiß in ihrer Ernährung.

GUMMIBÄNDER UNSERER HAUT: ELASTIN

Elastin verleiht der Haut Weichheit und Elastizität, indem es ein dreidimensionales Netzwerk zwischen Kollagenfasern bildet. Es ist dafür verantwortlich, dass das Gewebe im Körper nach Dehnung oder Kontraktion in seine vorherige Form zurückkehren kann. Aus diesem Grund wird es oft mit einem Gummiband verglichen. Die Haupteigenschaft von Elastin ist, dass es nach Dehnung oder Kompression in seinen ursprünglichen Zustand zurückkehrt. Mit der Zeit verlieren Elastinfasern ihre Flexibilität und die Haut kehrt nicht in ihren ursprünglichen Zustand zurück. Dies verursacht ein Durchhängen, das wir um die Augen herum, an der Kinnlinie und um den Hals herum sehen.

Elastin kommt in Arterienwänden und in der Haut vor. Stellen Sie sich vor, wie sich Blutgefäße ausdehnen, wenn Blut gepumpt wird, sich aber wieder zusammenziehen, wenn sie sich entleeren. Dies geschieht dank Elastin.

Wir hören oft von diesen beiden Proteinen in der Hautpflege, weil sie zusammenwirken, um der Haut Form und Festigkeit zu verleihen.

Als degenerative Form der Erkrankung wird Elastose am häufigsten durch längere und übermäßige Sonneneinstrahlung verursacht. In diesem Fall sammelt sich abnormes Elastin in der Dermis der Haut an. Es verändert die Festigkeit und Elastizität der Haut. Aus diesem Grund altern Frauen, die sich wegen ihrer Bräunungsbesessenheit viel sonnen, nicht gut.

Lipödem-Symptome verschlimmern sich bei Frauen, die rauchen. Das Nikotin in Zigaretten verengt die Blutgefäße in der Haut, wodurch die Durchblutung der Haut beeinträchtigt wird. Die Haut kann nicht so viel Sauerstoff und Nährstoffe erhalten, wie sie benötigt. Die Chemikalien im Tabak schädigen auch das Elastin und verursachen ein vorzeitiges Erschlaffen der Haut.

Zu viel Zuckerkonsum verwandelt Kollagen in instabiles Typ 1, das schwächer ist und leicht abbaut und daher vorzeitiges Altern verursachen kann. Diese Informationen erklären, warum Lipödem-Patienten auf Zucker verzichten sollten. Dies ist besonders wichtig für Menschen mit schlaffer Haut.

ENTZÜNDUNG: DAS UNSICHTBARE FEUER IN UNS

Entzündungen sind wie ein Schwert dessen zwei Seiten schneidig sind. Es ist eine Art Abwehrmechanismus des Körpers. Ohne sie werden die Wunden niemals heilen und die Keime werden den Kampf gewinnen. Wo der Körper verletzt oder infiziert ist, beginnt die Entzündung mit Plasma und weißen Blutkörperchen. Sie können diese Art von Entzündung durch fünf Hauptsymptome spüren: Rötung, Wärme, Schwellung, Schmerzen und Funktionsverlust. Chronische, gering gradige oder altersbedingte Entzündungen sind nicht die Art, die man fühlen kann.

Fettleibigkeit und ihre Komplikationen wie hoher Cholesterinspiegel, Typ-2-Diabetes, koronare Herzkrankheit, Bluthochdruck und Schlaganfall sind nachweislich mit chronischen Entzündungen verbunden. Auch das Lipödem ist eine entzündliche Vermehrung des Fettgewebes (Hypertrophie); Besonders wenn es mit einer fehlenden Gefäßunterstützung einhergeht, kommt es zu Sauerstoffmangel im Fettgewebe. Dies kann oxidativen Stress verursachen, Zellstrukturen schädigen und eine Entzündungsreaktion auslösen. Eine weitere Nebenwirkung von Entzündungen, eines der Schilddrüsenhormone T4, T3, Übergewicht und Komplikationen wie hoher Cholesterinspiegel, Typ-2-Diabetes, koronare Herzkrankheit, Bluthochdruck und Schlaganfall stehen nachweislich mit chronischen Entzündungen in Verbindung. Auch das Lipödem ist eine entzündliche Vermehrung des Fettgewebes (Hypertrophie), die zu einem Sauerstoffmangel des Fettgewebes führt, insbesondere bei fehlender Gefäßunterstützung. Dies kann oxidativen Stress verursachen, Zellstrukturen schädigen und eine Entzündungsreaktion auslösen. Eine weitere Nebenwirkung der Entzündung ist die verminderte Umwandlung von T4 in T3 aus den Schilddrüsenhormonen. T3 ist ein stoffwechselaktives Hormon, dessen Reduktion eine begrenzte Freisetzung von Triglyceriden bewirken kann. Dies wiederum kann dazu führen, dass sich immer mehr Lipide in den Fettzellen ansammeln.

Verfärbung kann eine Entzündung der Dermis mit Ablagerung von Melanin in der Dermis bedeuten. Es scheint dunkelhäutige Patienten häufiger und schwerer zu betreffen. Eine andere Theorie ist Hämosiderin, das durch aus den Gefäßen austretende rote Blutkörperchen ausgelöst wird. Eine weitere Ursache für Verfärbungen ist Livedo reticularis, was eine rötlich-lila Verfärbung der Haut bezeichnet, die vor allem die Gliedmaßen betrifft. Krampf wird durch die Unterbrechung des Blutflusses in den Venen in der Haut aufgrund einer Entzündung oder Atherosklerose verursacht.

KAPILLARE MIKROZIRKULATION

Die Makrozirkulation, also die große Zirkulation, ist eine bekannte Tatsache, aber die Mikrozirkulation ist den meisten Menschen nicht bewusst. Beim Lipödem wird die kapillare Mikrozirkulation geschädigt. Was ist Mikrozirkulation? Wie können wir es reparieren?

Ich bin mir sicher, dass die meisten von uns schon einmal andere Kinder mit einem Gartenschlauch durchnässt haben. Das geht nicht, indem man den Schlauch einfach auf sie richtet, denn dann fließt das Wasser am Ende des Schlauchs zum Boden. Wir deckten die Spitze des Schlauchs mit unserem Daumen ab, damit das Wasser wegspritzen würde. Der Wasserdruck steigt, wenn das Ende des Schlauchs verstopft ist, weil die Geschwindigkeit einer Flüssigkeit zunimmt, wenn sie durch einen engeren Raum fließt. Sie können auch sehen, dass dasselbe in Flüssen passiert, wenn sich die Breite ändert. Wasser, das sich durch breitere Bereiche bewegt, bewegt sich langsamer, wird aber schneller, wenn es durch engere Bereiche fließt. Unsere Venen sind wie ein Gartenschlauch. Wenn Sie das Ende des Schlauchs mit dem Finger verstopfen, erhöht sich die Geschwindigkeit des Wassers.

Wenn Sie längere Zeit in der Wanne bleiben, werden Sie feststellen, dass Ihre Finger anschwellen. Das ist Osmose. Die äußerste Hautschicht schwillt an, wenn sie Wasser aufnimmt. Wenn Sie getrocknete Aprikosen in Wasser geben, findet Osmose statt, um die Frucht zu rehydrieren. Wenn wir Rosinen in Wasser einweichen, schwellen sie an und das Wasser dringt buchstäblich durch die Zellwände und rehydriert die Frucht. Dies ist im Grunde Osmose, also die Diffusion von Wasser aus Regionen mit hoher Konzentration in Regionen mit niedrigerer Konzentration.

Wir verwenden eine hohe hydrostatische Kraft, um Speisen im Schnellkochtopf viel schneller zu garen. Und mit dem Blutdruck können wir die hydrostatische Kraft in den Arterien messen. Die Mikrozirkulation, die jedes Gewebe mit Blut versorgt und entleert, ist das extremste Gefäßnetzwerk des Körperkreislaufs, bestehend aus Mikrogefäßen <20 μm Durchmesser. Auf der arteriellen Seite der Kapillare ist der hydrostatische Druck hoch. Auf der Gefäßseite der Kapillare fällt der Druck deutlich ab. An diesem Punkt ist der Druck in der Vene, der Flüssigkeiten zurück in die Kapillare zieht, der onkotische Druck der Flüssigkeit (hauptsächlich durch zirkulierendes Albumin aufgrund von im Blut vorhandenen Salzen und Proteinen erzeugt).

Die Hauptfunktionen der Mikrozirkulation sind die Zufuhr von Sauerstoff und Nährstoffen sowie der Abtransport von Kohlendioxid (CO2). Bei Patienten mit Lipödem funktioniert diese Feinzirkulation nicht. Die Mikroangiopathie wurde von einigen Forschern als typisches histologisches Merkmal des Lipödems akzeptiert (Földi et al.). Durch Vaskulitis können rote Blutkörperchen leichter in das umgebende Fettgewebe eindringen, was zu Blutergüssen führt. Auch Wasser dringt leicht in das Gewebe ein und löst Ödeme aus. Da die Kapillaren „undicht“ sind, rückt dieser Druck große Mengen an Flüssigkeit und Nährstoffen in den Interzellularraum und das Gewebe. Zu den Symptomen einer geschädigten Durchblutung gehören Ödeme, leichte Blutergüsse der Haut, Schmerzen, Empfindlichkeit, Taubheit usw.

TEUFELSKREIS

Penelope ist eine weibliche Figur in Homers Odyssee. Sie ist bekannt für ihre Hingabe an ihren Ehemann Odysseus. Trotz des Interesses von mehr als hundert Verehrern in seiner Abwesenheit wartet sie zwanzig Jahre auf die Rückkehr von Odysseus. In der Geschichte versucht Penelope, ein Leichentuch für die Beerdigung ihres Schwiegervaters zu weben. Sie sagt ihren Verehrern, dass sie sich einen Ehemann aussuchen wird, sobald das Leichentuch fertig ist. Weben wird für Penelope zu einer Form des Widerstands. Sie strickt das Leichentuch und entwirrt es jeden Abend. Dies ist ein typisches Beispiel für einen Teufelskreis.

Ein Beispiel für seine schlimmste Form ist der Teufelskreis der Armut, der impliziert, dass Armut die Ursache für mehr Armut ist. In diesem Beispiel erhöht eine arme Person ihre Schulden, indem sie etwas mehr leiht, um ihre aktuellen Schulden zu begleichen. Als Ergebnis dieses Prozesses wird es nur die Gesamtverschuldung erhöhen.

Wenn beim Lipödem ein Teufelskreis auftritt, kann der homöostatische Regulator des Körpers diesen Kreislauf nicht durchbrechen. Die ganze Situation funktioniert in einer Art Zwangsschleife. Wenn der Kreislauf nicht richtig funktioniert, kommt es zu einem Teufelskreis und die Krankheit nimmt Fahrt auf.

Das Lipödem hemmt die Mobilität und kann Müdigkeit und Depressionen verursachen, die zu Fettleibigkeit führen. Mehr lipödematöse Fettansammlung bedeutet Müdigkeit, weniger Beweglichkeit bedeutet mehr Gewichtszunahme, mehr lipödematöse bedeutet Fettansammlung.

Diese überschüssige Flüssigkeit im interstitiellen Gewebe verursacht Lipödem-Fettwachstum (Schneider et al.) sowie Hypoxie, was zum Absterben von Fettzellen und zur Rekrutierung von Makrophagen führt.

Beginnt ein Lipödem-Patient mit Knieschmerzen vorsichtig zu gehen, verändert sich mit der Zeit die Biomechanik der Hüfte: ein schmerzendes Knie, ein Teufelskreis aus gestörten Körperachsen und mehr Schmerzen im Knie als Folge.

In Anbetracht des Lipödems haben Patienten aufgrund der Kompression eine gewisse Lymphostase. Dies verschlimmert das anhaltende Ödem und bringt den Patienten in einen Teufelskreis, der sein Lymphsystem weiter schädigt. Ödem-Lymphostase-mehr Ödem-mehr Lymphostase-Zyklus wird eingegeben.

Lymphstauung und Ödeme verursachen mit der Zeit Gewebefibrose und Fettansammlung. Die Lymphgefäße erweitern sich und dann funktionieren die Klappen nicht mehr richtig. Die Entzündung verringert den Kontraktionsgrad der Lymphkollektoren und führt zu einer Zunahme der Schwellung und einer Abnahme des Lymphflusses. Entzündung, Fettablagerung und lymphatische Dysfunktion/Lymphstauung verstärken sich gegenseitig, was zu einem Teufelskreis führt. In den späteren Stadien des Lipödems übersteigt die produzierte Flüssigkeitsmenge die Transportfähigkeit des Lymphsystems, und der Druck des Fettgewebes selbst führt zu einem Verschluss der Lymphgefäße, was zu einem sekundären Lymphödem führt.

Die Anhäufung proteinreicher Ödeme induziert eine Gewebefibrose und beeinträchtigt den Lymphabfluss weiter. Daher ist das „Ödem“, das zu diesem Zeitpunkt aus dem Lipödem resultiert, wahrscheinlich sekundär zu einer Überlastung der Lymphpumpe, nicht zu einer tatsächlichen Schädigung der Lymphgefäße selbst. Dieser Zustand wird „Lipolymphödem“ genannt.

Lokale Entzündungen sensorischer Nerven und Funktionsstörungen des Fettgewebes können für die Neuroinflammation verantwortlich sein.

KNIEPROBLEME

Die Kennzeichen des komplexen und asymmetrischen Designs des menschlichen Knies wurden vor mehr als 300 Millionen Jahren geformt.

Das Knie ist eines der am meisten missbrauchten Gelenke im menschlichen Körper. Da es eines der beweglichsten und flexibelsten Gelenke des Körpers ist, ist es anfälliger für Verletzungen als andere Gelenke. Adipositas ist der Hauptrisikofaktor für Kniearthrose. Als biomechanischer und metabolischer Zustand besteht eine starke Korrelation zwischen den potenziellen Mechanismen, die Fettleibigkeit und Kniearthrose miteinander in Verbindung bringen (Lee). Knieschmerzen sind eines der häufigsten Symptome des Lipödems. Durch das Lipödem verursachtes Übergewicht schränkt die Bewegung stärker ein und die daraus resultierenden Schmerzen reduzieren die Aktivität weiter. Patienten leiden oft unter Gelenkschmerzen in den Hüften und Knöcheln aufgrund übermäßiger Fett- und Flüssigkeitsansammlungen. Ein schmerzendes Knie führt dazu, dass Patienten vorsichtig gehen, was mit der Zeit die Biomechanik der Hüfte verändert. Fehlbelastungen führen zu Gelenkverschleiß.

Da der Körper versucht, sich beim Gehen oder Ruhen an eine bequemere Position anzupassen, wird bei diesen Patienten nach einer Weile die normale Körperhaltung beeinträchtigt. Diese Anomalie übt Druck auf die Gelenke und das Weichgewebe aus, was Schmerzen zusammen mit Entzündungen verursacht, und die mechanische Achse der Beine wird gestört. Die Schwellung in den inneren Teilen der Oberschenkel stört auch das Laufmuster. Dieser Zustand kann zu wichtigen orthopädischen Komplikationen wie Valgus-Osteoarthritis führen.

Gelenkerschlaffung kann die Degeneration der Gelenke beschleunigen und verschlimmern.

Überschüssiges Lipödem-Fett verändert den Gang in den Hüften, Ober- und Unterschenkeln. Es verursacht Stress, insbesondere in den Knien, was zu Genu valgum (Knie-Impingement) sowie einem antalgischen Gang (der Patient bewegt das schmerzende Knie so schnell wie möglich und versucht, sein Gewicht nicht auf das Knie zu verlagern) und übermäßiger Pronation der Füße führt. Gangstörungen und Knieschmerzen können zu einem erhöhten Risiko für Fettleibigkeit führen und einen Teufelskreis auslösen. Manchmal treffe ich Patienten mit Lipödem, deren Patella (Kniescheibe) nicht sichtbar ist. Die Kniescheibe scheint von den Fettpölsterchen um das Kniegelenk erstickt zu sein. Nach der Operation gibt es oft die Überraschung und manche Patienten sagen: „Es hat sich herausgestellt dass ich ein Knie habe“.

Nach der Operation, bei der Nachuntersuchung im dritten Monat ist das erste, was meine Aufmerksamkeit erregt, ist das Gehen der Patienten. Ihr Gang ist ästhetischer, energischer und entschlossener. Es gibt sogar eine Verbesserung bei Fußdruckproblemen. Es ist nicht nur eine großartige Ergänzung für ihre Gesundheit, sondern auch ihre ganzheitliche Schönheit gedeiht.

SOCKENSPUREN

Beim Lipödem liegt ein grubenloses Ödem vor, was bedeutet, dass sich nach dem Fingerdruck auf der Hautoberfläche keine Grube bildet. Dies ist für die Diagnose des Syndroms nicht hilfreich, gibt aber wichtige Hinweise auf Schweregrad, Lebensstil, Komorbiditäten, Nebenwirkungen von Medikamenten, Ernährung usw. In späteren Stadien des Lipödems ist der Grube-Test positiv. Zeitgesteuerte Grubentests liefern objektivere Ergebnisse.

Um zu prüfen, ob ein bleibendes Grübchen vorhanden ist, wird etwa 15 Sekunden lang Druck auf die geschwollene Haut ausgeübt und abgewartet. Diese Technik bestimmt die Tiefe der Grübchen und die Zeit, die die Haut benötigt, um zu ihrem ursprünglichen Aussehen zurückzukehren (Heilungszeit), als einen einzelnen Ödemwert von 0 bis 4.

Sockenspuren sind mir wichtiger als die klinische Bewertung. Elastische Socken, die so getragen werden, dass sie nicht herunterrutschen, hinterlassen Spuren. Eigentlich ist dies ein Ödemtest. Die Spuren, die die Leggings, Hosen, enge Stiefel und Schuhe hinterlassen, sind ebenso klinisch wichtig. Die Symptome sollten in Verbindung mit anderen Hautveränderungen bewertet werden. Sockenspuren mit glänzender Haut und/oder Rötungen sind ein Zeichen für ernstere Probleme.

Sockenspuren bedeuten klinisch signifikantes Ödem. Das interstitielle Volumen kann um 2,5 bis 3 Liter zunehmen, da die Gewebe, aus denen das interstitielle Volumen besteht, problemlos mehrere Liter Flüssigkeit aufnehmen können. Menschen, die von Ödemen betroffen sind, sagen oft, dass sie gegen Abend Probleme haben, ihre Schuhe anzuziehen. Ein Schweregefühl in den Beinen ist ein häufiger Befund bei diesen Patienten. Das Schweregefühl wird durch das erhöhte Gewicht des Fettgewebes und die Menge der angesammelten Gewebeflüssigkeit verursacht.

Die Ödembehandlung ist Teil des Lipödems. Die Behandlung sollte auf die zugrunde liegende Ursache der Ödembildung gerichtet sein.

Das Ödem hat beim Lipödem eine saisonale Variante. Hitze verursacht periphere Blutansammlungen. Ödemsymptome wie Schmerzen oder Schweregefühl sind bei heißem Wetter, in der Sauna, bei längerem Stehen, langem Sitzen und abends schlimmer.

Das Lipödem kann mit ödembedingten Erkrankungen wie chronischen Venenproblemen einhergehen. Wenn wir aus dem Liegen aufstehen, verengen sich die Venen der unteren Extremitäten. Dies wird als veno-arterieller Reflex bezeichnet. Der veno-arterielle Reflex verhindert die Extravasation von Flüssigkeit, wenn die Beine unter Schwerkraft stehen. Ein Knöchelödem ist auch als Nebenwirkung einer Nifedipin-Behandlung bekannt, in diesem Fall ist der Reflex beeinträchtigt. Auch beim Lipödem fehlt laut Foldi der veno-arterioläre Reflex. Dies ist eine Ursache für Beinödeme. Es wird auch als eine der Ursachen für Schwellungen bei Diabetikern mit Neuropathie angesehen.

Von entscheidender Bedeutung ist die Etablierung des Lymphflusses durch innere Kräfte und die Regulierung des Flusses sowohl durch innere als auch äußere Kräfte, um einen unidirektionalen Netto-Lymphtransport sicherzustellen. Der Lymphfluss, die Lymphbildung, ist das Ergebnis einer komplexen Kombination von inneren und äußeren Kräften/Pumpen. Im Gegensatz zum Blut wird das Lymphsystem nicht vom Herzen gepumpt. Stattdessen stützt es sich auf die Bewegung des Zwerchfells, Muskelkontraktion, Hautspannung, Flüssigkeitsdruck in den Blutkapillaren, Lymphkapillaren und Zwischenräumen, um Lymphflüssigkeit aus dem Körper zu entfernen.

Ödeme im Zusammenhang mit einem Lipödem können durch den Druck des Fettgewebes zu einer Störung der Lymphgefäße führen, wodurch der Fluss der interstitiellen Flüssigkeit eingeschränkt wird.

Die Beschwerden von Patientinnen mit Lipödem nehmen während des Menstruationszyklus zu und werden meist von einigen anderen somatischen Symptomen wie Brustschwellungen und Blähungen begleitet.

Das Lymphsystem, das parallel zum Blutgefäßsystem arbeitet, spielt eine wichtige Rolle bei der Aufrechterhaltung der Körperflüssigkeitshomöostase, der Organisation der Immunzellen und des Lipidtransports aus dem Darm.

OHNMACHT

Ich traf eine 30-jährige Lipödem-Patientin. Obwohl sie die typischen Symptome und das Erscheinungsbild eines Lipödems zeigte, hatte ihre Mutter ihre Krankheit unterschätzt und ihre Diagnose Lipödem nicht akzeptiert. Ihr zufolge hatte sich ihre Tochter ungesund ernährt. Sie führte die häufigen Ohnmachtsanfälle ihrer Tochter als Beweis dafür an, dass sie glaubte, kein Lipödem zu haben. In Bezug auf sekundäre Gewinne fügte sie hinzu, dass ihre Tochter versucht, die üblichen Verantwortlichkeiten zu vermeiden und die Aufmerksamkeit ihrer Lieben zu suchen.

In den klassischen Büchern der viktorianischen Ära wurden Frauen oft in Ohnmacht fallend dargestellt. Männliche Schriftsteller stellten Frauen als schwache Wesen dar, weil der zerbrechliche und unterwürfige Frauentyp ihre gewünschte Wahrnehmung von Weiblichkeit förderte. Erinnern Sie sich, dass in klassischen Hollywood-Filmen Frauen in den Armen von Männern ohnmächtig werden (Bates).

Ohnmacht ist ein häufiges und echtes Symptom bei Patienten mit Lipödem. Die vasovagale Synkope ist als häufigste Ursache für Ohnmachtsanfälle bekannt. Eine vasovagale Synkope kann durch Schmerzen, emotionale Störungen oder zu langes Stehen ausgelöst werden, oft kann jedoch kein spezifischer Auslöser identifiziert werden. Oft gibt es einige frühere Symptome: Schwitzen, Blässe, Übelkeit.

Die vasovagale Synkope hat sich als vorteilhafte Reaktion auf unvermeidbare reißende oder stressige und möglicherweise gefährliche Bedingungen entwickelt. Eine vasovagale Synkope reduziert vorteilhafterweise den Sauerstoffverbrauch des Herzmuskels und verlangsamt gleichzeitig die Herzfrequenz. Es wurde die

Hypothese aufgestellt, dass sich die vasovagale Ohnmacht entwickelt hat, um die Hämostase während der Evolution zu fördern. Blutende Tiere mit dem Einsetzen von Hypotonie; hatte eine bessere Überlebenschance mit der Bildung von Blutgerinnseln und dem Aufhören von Blut. Im Rahmen dieser Hypothese kann eine durch Blut oder Verletzungsreize induzierte vasovagale Ohnmacht als ein früher Versuch angesehen werden, die Hämostase zu fördern, bevor sich größere Blutverluste entwickeln (Diehl). Wenn der vasovagale Reflex über Millionen von Jahren in der Evolutionsgeschichte der Wirbeltiere bestanden hat, können wir davon ausgehen, dass es eine Funktion hat und nicht schädlich ist. Es kann helfen, den Tod besser nachzuahmen, indem es die Bewegungen und/oder Geräusche reduziert, die den schnellen Herz- und Atemrhythmus begleiten, den ein Raubtier erkennen kann. Es wurde vorgeschlagen, dass es das Richtige ist, während eines Verteidigungsangriffs vorzugeben, tot zu sein.

Die Intensität des Bärenangriffs nimmt ab, wenn die angegriffene Person eine stille und defensive Position einnimmt (Herrero).

Die vasovagale Synkope ist das Ergebnis eines Reflexes, der nach einer 30%igen Verringerung des Blutvolumens durch Ansammlung in den Venen beginnen kann. Beim Übergang in eine aufrechte Position sammeln sich bis zu 800 ml Blut in den Beinen (Hainsworth). Eine der Ursachen für Schwindel bei Patienten mit Lipödem ist die orthostatische Hypotonie, die Ihren Blutdruck beim schnellen Aufstehen deutlich senkt. Dies ist bei älteren Menschen oder bei Patienten mit neurodegenerativen Erkrankungen viel ausgeprägter.

Es wird oft angenommen, dass Ohnmacht mit dem Hypermobilitätssyndrom der Gelenke einhergeht, einem Zustand, der zu ungewöhnlich flexiblen Gelenken und abnormal elastischen Blutgefäßen führt.

Wenn Sie aufstehen, bewegt die Schwerkraft das Blut vom Oberkörper zu den unteren Gliedmaßen. Das Ergebnis ist eine vorübergehende Verringerung der Blutmenge im Oberkörper (Herzzeitvolumen), die das Herz zum Pumpen benötigt, wodurch der Blutdruck gesenkt wird. Normalerweise wirkt der Körper der Schwerkraft schnell entgegen und hält Blutdruck und Blutfluss stabil. Dieser vorübergehende Blutdruckabfall bleibt bei den meisten Menschen unbemerkt, jedoch kann diese orthostatische Hypotonie zu Schwindel führen, der so weit fortgeschritten ist, dass er zu Stürzen führen kann. Die Anzeichen und Symptome einer orthostatischen Hypotonie sind häufig das Ergebnis einer verminderten Durchblutung (Hyperfusion) des Gewebes und insbesondere des Gehirns. Betroffene Personen können unter Müdigkeit, Verwirrtheit, Schwindel, verschwommenem Sehen, Ohnmachtsanfällen (Synkope), Kopfschmerzen, Schwitzen, Übelkeit, Angstgefühlen, Brustschmerzen, Darmproblemen, Zittern, Herzklopfen, Nacken- oder Schulterschmerzen leiden. Die Symptome werden oft durch heißes Wetter, große Mahlzeiten oder langes Stehen verschlimmert.

Auch Patienten ohne orthostatische Hypotonie in der Anamnese sollten sich dieser Situation bewusst sein, die in der postoperativen Phase oder beim Ausziehen der Strümpfe auftreten kann. Patienten mit Lipödem sollten angewiesen werden, die Körperhaltung langsam zu verändern, blutdruckabfallende Auslöser zu vermeiden und mehr Flüssigkeit zu trinken.

Die Patienten werden über die „Warnzeichen“ eines vasovagalen Ereignisses aufgeklärt und angewiesen, sich in Rückenlage zu positionieren, damit sie die Schwerkraft neutralisieren können, wenn sie frühe Symptome verspüren (Jeanmonod et al.). Dehydration verschlechtert den Zustand. Sie sollten viel Wasser trinken, bis der Urin hellgelb ist. Sie müssen sich zunächst langsam hinlegen oder eine Weile aufsetzen, damit der Körper sein eigenes Gleichgewicht kontrollieren kann. Das Bad oder die Dusche sollte nicht so heiß sein, dass es die Blutgefäße erweitert und eine Flüssigkeitsansammlung in den Beinen verursacht, sondern sollte mit kaltem Wasser auf den Beinen beendet werden.

Der normale Betrieb der Venenpumpe der Wade ist definiert als die Fähigkeit, den venösen Abfluss aus dem Unterschenkel während des Trainings gleich dem arteriellen Zufluss aufrechtzuerhalten. Mit der Kontraktion dieser Muskelgruppen wird Blut rhythmisch in die typische Sammelvene (Vena poplitea) gepresst. Daher ist die Rolle der Unterschenkelmuskulatur (Wadenskelettmuskulatur) bei der Regulierung des Blutdrucks in aufrechter Haltung entscheidend (Masterson M. & Morgan A.). Das Fehlen eines solchen Pumpens führt zu einem signifikanten Abfall des Blutdrucks in der aufrechten Position.

SIND FETTZELLEN DER FEIND DER MENSCHHEIT?

Fett ist zum „Feind" unserer modernen Gesellschaft geworden, sowohl im Körper als auch in der Ernährung. Bis in die 1940er Jahre war Fett den Wissenschaftlern gleichgültig und sie bezeichneten es einfach als eine Form von Bindegewebe. Diese Sichtweise hat sich jedoch in den letzten vierzig Jahren stark weiterentwickelt. Fettgewebe ist ein endokrines Organ, das für die Energiehomöostase von zentraler Bedeutung ist. Ohne sie könnte der menschliche Körper nicht richtig funktionieren.

Sie kennen das Sprichwort „Ein Dirham Fleisch und deckt tausend Schanden"[7] aus der osmanischen Zeit. Tatsächlich lenkt dieses Sprichwort die Aufmerksamkeit auf die Bedeutung des Fettgewebes, das den Menschen eine weiche und geschwungene Schönheit verleiht. Fett schafft einen hervorragenden Schmiergrund für die Bewegung des umgebenden Gewebes und schützt empfindliche Organe. Gleichzeitig unterstützt es stark beanspruchte Körperpartien wie ein Kissen. Ihre Zehen und Fersen sind voller Fett, genauso wie Ihre Hüften voller Fett sind. Fett ist definitiv eine Energiequelle, man kann sogar sagen, dass es die effizienteste Quelle ist. Ein Gramm liefert 9 Kalorien.

Körperfettspeicher sind die wichtigsten Energiespeicher des Körpers und wichtige Überlebensfaktoren in einem Zustand von Hunger oder Mangelernährung. Während des Osmanischen Reiches waren arrangierte Ehen ein Teil der Gesellschaft. Mütter wählten Bräute bei Hochzeiten oder öffentlichen Bädern, insbesondere Sonntagsbädern. Mädchen mit Sanduhrfiguren und vollen Hüften wurden bevorzugt, weil sie fruchtbarer waren. Angesichts der viel-

7 Dirham ist eine Maßeinheit, die 3,2 Gramm entspricht.

fältigen Funktionen des Fettgewebes ist die Bedeutung von Fett bei Frauen, die direkt für die Fruchtbarkeit verantwortlich sind, offensichtlich (Norgan, 1997). Wenn Sie sich die Ölgemälde von Ingres ansehen, können Sie sich vorstellen, wie es war, während der osmanischen Zeit in einem Hamam zu sein. In Lady Montagus Briefen werden nicht nur die nackten Frauen im Bad dargestellt, sondern auch die gesellschaftlichen Verhältnisse der Zeit inszeniert.

Es besteht eine Parallelität zwischen der Auswahl von Frauen mit Lipödem als Ehefrauen in der Jungsteinzeit und der Auswahl von Rubenesque-Frauen[8] in der jüngeren Vergangenheit.

Um die Chancen auf gesunde Kinder zu maximieren, sind wir genetisch veranlagt, Partner mit besseren Fruchtbarkeitszeichen zu wählen. Die Sanduhrfigur kann ein Maß für Fruchtbarkeit und Gesundheit sein. Mit der Entwicklung der menschlichen kognitiven Struktur sind solche Körper zu einem Zeichen körperlicher Attraktivität geworden. Die Symmetrie im menschlichen Körper zu schätzen ist universell, weil sie Übersetzungen von Genen sind, die physisch in gewisser Weise „gut und überlebend" erscheinen. Wir bevorzugen einen symmetrischeren Körperbau, weil es uns besser beim Überleben hilft als asymmetrische.

Die Symmetrie des Körpers ist mit Entwicklungsstabilität verbunden, die gute Gene hervorruft und die Produktion der gesündesten Nachkommen sicherstellt. In diesem Sinne ist das Lymphödem asymmetrisch, was die Partnerauswahlkriterien nicht erfüllt, während das Lipödem symmetrisch ist und in beiden Beinen oder beiden Armen auftritt.

Die Fettverteilung im Oberkörper, oft kombiniert mit erhöhtem viszeralem Fett (inneres Fett), ist mit einem anormalen Stoffwechselprofil und damit verbundenen Stoffwechselkomplikationen verbunden. Da Adipositas mit einer Vielzahl von chronischen

8 Es wird für volle und geschwungene Körper verwendet, wie zum Beispiel die Figuren in Rubens Gemälden.

Krankheiten in Verbindung gebracht wird, wurde den vorteilhaften Funktionen des Fettgewebes wenig Aufmerksamkeit geschenkt. Fettgewebe liefert nicht nur Energie für Wachstum, Reproduktion und Immunfunktion, sondern sezerniert und empfängt auch verschiedene Signalmoleküle, die die Energieverteilung koordinieren. Fett galt einst als statische Struktur, die die Freisetzung und Speicherung von Lipiden reguliert. Nach der Entdeckung von Leptin im Jahr 1994 änderte sich diese Sicht auf Fettgewebe radikal. Fett ist ein endokrines Organ. Fett ist nur eine Strategie zur Energiespeicherung. Organismen entwickeln eine Vielzahl anderer Formen des Sparens, einschließlich Wachstumsrate, Körpergröße und Priorisierung wertvoller Organe wie des Gehirns sowie Winterschlaf, Lethargie und reduziertes Aktivitätsniveau (Wells). Gluteo-femorales Fett (Fett um die Hüften) hat sich auch als weniger schädlich für das kardiovaskuläre Risiko erwiesen als zentrales Fett (Snijder et al.). Sieben von zehn Zellen im Fettgewebe sind keine Fettzellen. Jedes Gramm Fettgewebe enthält 1-2 Millionen Fettzellen und 4-6 Millionen Stammzellen (Rosen und Spiegelman). Bei Fettleibigkeit heften sich andere Immunzelltypen an vergrößerte Adipozyten und tragen so zur Insulinresistenz und chronischen Entzündungen auf niedrigem Niveau bei.

Einer meiner Patienten sagte einmal, dass er das Gefühl hatte, die Fette hätten seinen Verstand übernommen und sagten immer wieder „Esse, esse, esse mehr“. Je mehr Fettgewebe im Körper vorhanden ist, desto mehr Kalorien werden in diesem Fettgewebe eingeschlossen und desto weniger Kalorien verbleiben im Blutkreislauf, um den Energiebedarf Ihres Körpers zu decken. Diese Fettzellen beginnen dann, Ihre Kalorien zu stehlen (Ludwig und Friedman). Je mehr Fett wir haben, desto mehr müssen wir essen, weil der Körper mehr Kalorien benötigt. Diese Veränderung kann nicht allein durch die Ernährung erreicht werden. Solange diese Fettzellen in Ihrem Körper verbleiben, werden sie weiterhin Kalorien stehlen, um sie zu speichern.

Das erinnert mich an einen berühmten russischen Roman. In diesem Buch beschreibt Ivan Goncharov den Prototyp eines dicken und faulen Mannes. Die Hauptfigur Oblomov verlässt selten sein Zimmer oder Bett. Die meisten seiner täglichen Aufgaben erledigt er vom Bett aus. „Wenn du nicht weißt, wofür du lebst, ist es dir egal, wie du von einem Tag auf den anderen lebst“, sagt Oblomov[9].

9 İvan Gpncharov, *Oblomov,* Seven stories press, 2008, Chapter VIII

HORMONKRIEGE

Lipödeme treten fast ausschließlich bei Frauen auf und beginnen oder verschlechtern sich meist während der Pubertät, Schwangerschaft oder Menopause. Die Inzidenz steigt bei Frauen, die eine Östrogen- oder IVF-Behandlung erhalten. Dies sind solide Beweise dafür, dass das Lipödem maßgeblich von Sexualhormonen beeinflusst und ausgelöst wird. Es ist bekannt, dass Östrogen den Lipidstoffwechsel im weißen Fettgewebe direkt reguliert. Östrogen und Insulin sind die Hauptauslöser beim Lipödem. Ein Mangel an Cortisolhormon und Schilddrüsenhormonen trägt ebenfalls zur Krankheit bei. Der Körper funktioniert am besten, wenn Progesteron und Östrogen in ausreichender Menge im Körper vorhanden sind, aber wenn Östrogen zu hoch (oder Progesteron zu niedrig) ist, findet sich eine Frau in einem „Östrogendominierten" Zustand wieder. Dieser Zustand beeinträchtigt verschiedene Körperfunktionen.

Wenn der Östrogenspiegel nicht durch einen angemessenen Progesteronspiegel ausgeglichen ist, neigen Frauen dazu, mehr Flüssigkeit als gewöhnlich einzulagern. Dazu gehören Brustbeschwerden, Schwellungen, Stimmungsschwankungen, Kopfschmerzen, Müdigkeit, Schlafstörungen, Haarausfall, Gewichtszunahme und Blähungen und Reduktion. Progesteron ist ein natürlicher Entzündungshemmer. Es senkt den Insulinspiegel und ist ein natürliches Diuretikum. Es kann Blähungen und Schwellungen stark reduzieren.

Östrogendominanz ist das Ergebnis eines komplexen Ungleichgewichts, das normalerweise nicht über Nacht entsteht. In den meisten Fällen produziert Ihr Körper zu viel Östrogen und zu wenig Progesteron.

Insulin fördert die Fettproduktion und Insulinresistenz verschlechtert die Ödembildung. Beim Lipödem sollte eine Ernährung mit hohem glykämischen Index und ausreichenden Pausen zwischen den Mahlzeiten eingehalten werden, um Insulinspitzen zu vermeiden (dh isoglykämische Diät). Selbst kleine Erhöhungen des Plasmainsulins unterdrücken die Zerstörung des Fettgewebes signifikant. Insulin wird durch ein Hormonungleichgewicht beeinflusst, und eine Östrogendominanz kann zu einer übermäßigen Insulinsekretion führen. Ein Anstieg des Insulinspiegels kann zu einem Verlangen nach Zucker führen, das schwer zu kontrollieren ist. Aus diesem Grund sagen viele Frauen, dass sie sich während des prämenstruellen Syndroms nach Schokolade oder anderen Süßigkeiten sehnen.

Schwankungen der Umweltbedingungen während der Evolution erforderten eine Anpassung für das Überleben des Menschen. Klima, Jahreszeit und Vegetationsbedingungen zwangen die menschliche Spezies, einen flexiblen Stoffwechsel zu entwickeln. Der menschliche Stoffwechsel ist geprägt durch die Anpassung an eine Vielzahl unterschiedlicher Nahrungsquellen (Biodiversität), an häufige und reichliche tägliche Bewegung unter Fastenbedingungen (Sammelverhalten) sowie an eine unvorhersehbare Nahrungsversorgung (intermittierendes Fasten) aufgrund des täglichen Sammelerfolgs. Das grundlegende Stoffwechselprogramm der primitiven Jäger-Sammler-Lebensweise des Menschen steht im Gegensatz zur sesshaften Lebensweise, bei der ständig energiereiche, aber nährstoffarme Lebensmittel verzehrt werden. Unsere Beziehung zum Essen war geprägt von einer Fest- und Hungerdynamik. Die Evolution hat das Stoffwechselsystem des Menschen nicht nach dem Nahrungsüberfluss, sondern nach dem Mangel an Nahrung geformt. Hoher Blutzucker, hohe Insulinspiegel, hohe Blutfettwerte und chronische Entzündungen, die die nachteiligen Auswirkungen des Nahrungsüberflusses sind, sind unvermeidliche Folgen. Der moderne Lebensstil fördert die ständige Zufuhr von Adipozyten. Als Reaktion auf die Hypertrophie von Lipiden dringen Neutrophile, Makrophagen, natürliche Killerzellen und andere Immunzellen in das Fettgewebe ein und entwickeln anschließend ein entzündliches Milieu.

Insulinresistenz ist ein Zustand, bei dem die Zellen in Ihren Muskeln, Ihrem Fett und Ihrer Leber weniger Reaktion gut Insulin gibt. Dies wird von einer erhöhten Insulinsynthese in Ihrer Bauchspeicheldrüse begleitet, was zu einer Hyperinsulinämie führt, von der angenommen wird, dass sie eine kompensatorische Reaktion auf eine verringerte Insulinsensitivität ist. Ein vorläufiges diagnostisches Kriterium für Insulinresistenz ist erhöhte Plasmainsulinspiegel im Verhältnis zu Glukosespiegeln. Die Insulinresistenz hat sich als ein physiologischer Anpassungsmechanismus für das menschliche Überleben entwickelt. Derselbe Mechanismus wird in unserem derzeitigen Lebensstil unnötigerweise aktiviert und führt zur Entstehung des metabolischen Syndroms. Wir lebten etwa 99,5 % unserer Existenz als Jäger und Sammler, stoffwechseltechnisch bereit für alle möglichen Umweltbedingungen. Das Überleben des Menschen hing von der Fähigkeit ab, dem Hunger durch Energiespeicherung standzuhalten, der Fähigkeit, Infektionen mit einer entzündungsfördernden Immunantwort zu bekämpfen, und der Fähigkeit, mit Stressquellen fertig zu werden.

Anscheinend hat sich der moderne Mensch noch nicht vollständig an einen sitzenden Lebensstil angepasst, da die Evolution ein langsamer Prozess ist. Heutzutage erfordert das Jagen und Sammeln ein paar Schritte in die Küche oder einen kurzen Ausflug zu den Nahrungsversorgungsorten um uns herum. Das bedeutet, dass der Bewegungsapparat keine oder weniger Energie verbraucht und gleichzeitig eine erhebliche Menge an Energie aufnimmt.

Das Nahrungssuchverhalten ist ein evolutionär begründeter Motivationsantrieb, Nahrung zu finden, um das Energiegleichgewicht auf homöostatischem Niveau zu halten. Der Erfolg bei der Nahrungssuche in Verbindung mit Ernährungsgewohnheiten stellt die primäre Belohnung für eine körperliche Anstrengung dar. Unser metabolisches homöostatisches System umfasst verschiedene hormonelle Regulatoren von Hunger und Sättigung, wie Leptin, Ghrelin und Insulin, die auf die Schaltkreise des Hypothalamus und des Hirnstamms einwirken, um eine Überfütterung zu verhindern. Eine Fehlfunktion dieses homöostatischen Systems kann zu einem anhaltenden Zustand positiver Energiebilanz, übermäßigem Essen und Fettleibigkeit führen. Schmackhafte und kalorienreiche Lebensmittel haben die Regulierung der Nahrungsaufnahme hin zu lohnenden Wegen verändert.

Die meisten meiner Patienten kommen mit der Diagnose einer Schilddrüseninsuffizienz. Während die Wissenschaft keinen konkreten Beweis für einen Zusammenhang zwischen Lipödem und Schilddrüsenversagen erbracht hat, gibt es klinisch eindeutige Beweise. Auch eine leichte Schilddrüsenfunktionsstörung in Form einer subklinischen Hypothyreose ist mit erheblichen Veränderungen des Körpergewichts verbunden.

Die Schilddrüse scheint bei einer kleinen Gruppe von Patienten nicht betroffen zu sein. Bei niedrigen Progesteronspiegeln, die bei Patienten mit Lipödem beobachtet werden, produziert die Leber einen Überschuss des schilddrüsenbindenden Proteins namens Globulin. Dieses schilddrüsenbindende Globulin bindet an Schilddrüsenhormone und verhindert, dass die Hormone von Ihrem Körper richtig verwendet werden. Der Nettoeffekt davon ist eine Art von Hypothyreose, die manche als Typ 2 bezeichnen, und sie wird in Bluttests nicht angezeigt, da das Problem in Ihren Zellen und nicht in Ihrem Blut liegt.

Lebensmittel wie Fisch oder Omega-3-Ergänzungen, Avocados, Olivenöl und Nüsse können mit hohen Adiponektinspiegeln in Verbindung gebracht werden. Mehr Ballaststoffergänzungen sorgen für mehr Wirkung, um dieses Niveau zu erhöhen. Bewegung erhöht auch den Adiponektinspiegel. Adiponectin schützt das vaskuläre Endothel und erleichtert den richtigen Metabolismus von Glukose und Lipiden. Der Zusammenhang zwischen Langlebigkeit und hohen Konzentrationen wurde dokumentiert. Niedrige Adiponektinkonzentrationen verursachen Insulinresistenz. Adiponektin wirkt auch als gefäßerweiternder und entzündungshemmender Faktor. Niedrige Konzentrationen dieses Proteins hemmen die Mikrozirkulation. Diese Ergebnisse deuten auf einen möglichen

Zusammenhang zwischen niedrigen Adiponectin-Konzentrationen und der Entwicklung von Cellulite hin.

Leptin wird auch von Fettzellen synthetisiert. Leptinspiegel stehen in direktem Zusammenhang mit Fettleibigkeit, Insulinresistenz und einem erhöhten kardiovaskulären Risiko. Verwandte Studien haben die Beziehung zwischen Hyperleptinämie und endothelialer Dysfunktion bestätigt. Adiponektin und Leptin wirken gegensätzlich und ihre Konzentrationen spiegeln den aktuellen Stoffwechselzustand wider.

Tagsüber sinkt der Leptinspiegel und es treten Hungersignale auf, die das Futtersuchverhalten erleichtern. Im Gegensatz dazu steigt der Leptinspiegel während der Nacht an, weil der Appetit reduziert werden muss, um den Schlaf nicht durch Hungersignale zu stören.

Die schnellste Freisetzung von Adiponektin, das von Adipozyten produziert wird, als wesentliches Signal für das Gehirn zur Regulierung der Nahrungsaufnahme, findet um 10:00 Uhr statt, gleichbedeutend mit der höchsten Glukosetoleranz. Demnach produziert Cortisol seit mehr als 2,5 Millionen Jahren ohne Energiezufuhr Energie bei Sonnenaufgang. Es scheint widersprüchlich, hochglykämische Lebensmittel zum Frühstück zu empfehlen, um Energie zu liefern, insbesondere bei einer täglichen sitzenden Routine.

BRAUNES FETTGEWEBE UND SEIN THERAPEUTISCHES POTENZIAL

Fettgewebe ist der primäre Speicherort überschüssiger Energie, dient aber als endokrines Organ, das die metabolische Homöostase reguliert und eine Reihe von Wirkstoffen synthetisieren kann.

Es gibt zwei Haupttypen von Fettgewebe in unserem Körper: weißes Fettgewebe und braunes Fettgewebe. Braunes Fettgewebe ist für den Energieabbau durch Regulierung der Thermogenese (Regulierung der Körpertemperatur) unerlässlich. Die Aufgabe des braunen Fettgewebes ist es, die aus der Nahrung aufgenommene Energie in Wärme umzuwandeln.

Babys haben bei der Geburt reichlich braunes Fettgewebe, das 1,4 % des gesamten Körpers ausmacht. Braunes Fettgewebe spielt eine entscheidende Rolle bei der Thermoregulation bei Säuglingen und Kleinkindern. Es nimmt bis zur Pubertät an Größe und Masse zu und nimmt dann im Laufe der Zeit bis ins hohe Alter allmählich ab. Eine beeinträchtigte Entwicklung des braunen Fettgewebes bei Säuglingen wurde als mögliche Ursache für die hohe Sterblichkeitsrate von Frühgeborenen in Betracht gezogen. Gene, die die Funktion des braunen Fettgewebes erhöhen, wären in kalten Klimazonen von großem Vorteil. Endothermie (Regulierung der Körpertemperatur durch Stoffwechselmittel) ist durch hohe Stoffwechselraten gekennzeichnet. Die Fähigkeit von aktiviertem braunem Fett, große Mengen an Energie zu verbrauchen, hat das Interesse an der Stimulierung der Thermogenese zur Behandlung von Stoffwechselerkrankungen im Zusammenhang mit Fettleibigkeit erhöht.

CELLULITIS, CELLULITE UND HAUTBARRIERE

Der Begriff „Zellulitis“ wird oft mit „Cellulitis“ verwechselt, wobei sich ersterer auf eine möglicherweise schwerwiegende Infektion der tieferen Hautschichten bezieht, während letzterer für Orangenhaut verwendet wird.

Zellulitis wurde erstmals im 1. Jahrhundert n. Chr. von Celsus aufgezeichnet und weist vier klassische Symptome auf: Rötung, Schmerz, Schwellung und Wärme.

Das Gilgamesch-Epos, das von endlosen menschlichen Problemen wie Krankheit, Alter, Tod, Ruhm handelt, gilt als die älteste geschriebene Erzählung der Erde. In Tafel XI des Epos erhält Gilgamesch das magische Kraut, das ihn verjüngen wird. Leider wird diese Pflanze von einer Schlange gefressen. Die Schlange ersetzt ihre alte Haut durch eine glänzende Haut, Scheibar war sie wiedergeboren.

Diese Geschichte erinnert an das Phänomen der Abschuppung toter Zellen, die in einem wiederholten Zyklus von 4-6 Wochen von der Haut abgestoßen werden. Bis vor kurzem wurde dieser Zyklus als nicht-biologisches Ereignis behandelt. Die Entfernung dieser abgestorbenen Zellmasse ist ein wichtiger Prozess, der potenziell schädliche Substanzen aus der Haut entfernt. Mit diesen toten Zellen und der Ölschicht, die sie zusammenhält, wirken antimikrobielle Peptide als Barriere, die die Haut vor umweltbedingten Reizstoffen und schädlichen Mikroben schützt und Wasserverlust verhindert.

Die Hautbarriere ist bei Patienten mit Lipödem stark gefährdet: Die ödematöse Haut stört diese Barriere und prädisponiert für

Infektionen. Gerade im fortgeschrittenen Stadium des Lipödems bietet die eiweißreiche Flüssigkeit ein hervorragendes Milieu für mikrobielles Wachstum. Da die Hautfalten Bakterien beherbergen, birgt sie auch ein Risiko.

Eine Lymphstagnation verlangsamt die Entfernung von Bakterien. Dies bedeutet eine unwirksame Abwehr von Infektionen. Eine verringerte lokale Immunität erhöht auch das Risiko einer Zellulitis. In diesem Fall können von Phagozytose verschlungene Bakterien nicht effektiv durch Lymphdrainage entfernt werden.

Bei der Untersuchung einer Lipödem-Patientin achte ich immer besonders auf Fußhygiene, Pilz, Hallus-Valgus-Verformungen und Zehennagelprobleme, Rissbildung der Hautbarriere. Opportunistische Schäden an der Haut und durch das Eindringen von Mikroorganismen schaffen ein Einfallstor, das das Zellulitisrisiko erhöht. Zellulitis ist eine potenziell gefährliche bakterielle Infektion, die die tieferen Hautschichten befällt und sich auf das Bindegewebe ausbreiten kann. Zellulitis tritt häufig an Armen und Beinen auf, kann aber auch an anderen Körperstellen oder im Gesicht auftreten.

Eine unbehandelte Zellulitis kann sich in tieferes Gewebe ausbreiten und sogar zu einer Blutvergiftung oder zum Absterben des betroffenen Gewebes führen. Daher müssen Zellulitis-Infektionen sofort behandelt werden.

Es hat sich gezeigt, dass das Risiko einer Zellulitis mit Lymphangitis bei Patienten mit geschwächtem Immunsystem, Fettleibigkeit, Rauchen, Alkoholkonsum und Diabetes bei Lymphödemen der unteren Extremitäten höher ist.

Lymphangitische Streifen, die durch einen schuppigen Ausschlag auf der Haut gekennzeichnet sind, werden am häufigsten im Zusammenhang mit einer bakteriellen Infektion beobachtet. Nicht infektiöse lymphangitische Streifen können auch nach Stichen verschiedener Insekten, Zecken und Spinnen auftreten.

Patienten mit Lipödem sollten es vermeiden, ihre empfindliche Haut zu schädigen. Eine Infektion tritt auch nach einer unbemerkten kleinen Wunde, schlechter Nagelpflege, Mazeration der Zehe, Nagelpilz auf.

Blutegeltherapie und Schröpfen bei ödematösen Beinen sind in unserer Kultur weit verbreitet. Solche Behandlungen bergen sicherlich zusätzliche Risiken.

Lipödem-Patienten sollten keine hautreizenden Kosmetikprodukte verwenden. Der Säureschutzmantel der Haut soll nicht beschädigt werden. Das Leder sollte nicht trocken oder rissig sein. Sie sollten keine basische Seife verwenden, verwenden Sie lieber eine Seife mit einem sauren pH-Wert.

Cellulite wird derzeit als Störung der endokrinen/metabolischen Mikrozirkulation akzeptiert. Die sich ändernde Hauttopographie ist nur die Spitze des Eisbergs. Der erste Schritt bei der Behandlung von Cellulite ist die Stimulierung der Mikrozirkulation und die Entfernung von angesammelten Flüssigkeiten und toxischen Elementen.

Peter Paul Rubens ästhetisiert Orangenhautleder in seinen Gemälden. Bei dem Gemälde „Pelz" ließ sich Rubens von dem Nachbadebild seiner zweiten Frau Helena Fourment inspirieren. Das Vorhandensein von Cellulite an den Beinen ist ziemlich offensichtlich. Auch die Cellulite hinter der „Venus im Spiegel" und die Schwankungen an Hüften und Beinen der Figuren im Gemälde „Drei Schönheiten" sind deutlich zu erkennen. Es scheint, dass Cellulite Teil der postpubertären Frau war, sogar als Schönheitsideal. In der heutigen Zeit wird es nur noch als kosmetisches Problem angesehen.

Warum ist Cellulite in letzter Zeit der Feind der Frauen? Eine Dysfunktion der Fettzellen führt zu Veränderungen der Hauttopographie. Was wir in der Haut sehen, ist ein Zeichen für das zugrunde liegende Stoffwechselproblem. Unangemessener und sitzender Lebensstil beschleunigt den Zustand. Die übermäßige Aufnahme von fettreichen Nahrungsmitteln mit hohem Salz- und Konservierungsgehalt verursacht eine Insulinerhöhung und verschiedene Stoffwechselstörungen und verstärkt gleichzeitig das Problem der Cellulite. Eine sitzende Lebensweise spielt eine ähnliche Rolle. Auch hormonelle Störungen, genetische Faktoren und Lipödeme prädisponieren Frauen für die Entwicklung von Cellulite. Geringe körperliche Aktivität trägt zur Erkrankung bei, indem sie die Mikrozirkulation beeinträchtigt.

Einige Patienten, die zur Untersuchung kommen, zeigen ihre übergewichtigen Ehemänner und fragen, warum sie keine Cellulite haben. Es gibt auch diejenigen, die sagen, dass dies unfair gegenüber Frauen ist. Die Architektur der fibrösen Septen, die das Fettgewebe in Abschnitte unterteilen, ist bei Frauen ganz anders als bei Männern. Kollagenfasern, der oberflächliche Teil des Fettgewebes, liegen senkrecht zur Hautoberfläche. Der geringste Fettüberschuss in dieser Schicht verursacht eine Schwellung nach außen.

Lipödemfett liebt den Sauerstoffmangel. Die Kontraktion kleiner Blutgefäße beeinträchtigt die lokale Mikrozirkulation, was zu einer Lipodystrophie (einer Erkrankung des Fettgewebes) führt. Wenn Sie Rauchen und Alkoholkonsum kombinieren, werden die negativen Auswirkungen verdoppelt. Alkohol stimuliert die Lipogenese (Fettproduktion) und verursacht eine Austrocknung des Körpers, was zu einer übermäßigen und unangemessenen Fettspeicherung führt.

Östrogen formt Frauenkörper wie der Pinsel der Natur. Überschüssiges Östrogen verdirbt das Bild. Es erhöht die Durchlässigkeit der Wand, was zu einer Schwellung des umgebenden Gewebes führen kann. Eine übermäßige Entspannung der Venen tritt auf und verursacht eine Blutstauung (Steigung), die zu einer Schwellung des Unterhautgewebes, Ischämie (Störung der Gewebeernährung) und Hypoxie (Sauerstoffmangel) führt.

Manche Patienten sagen, dass sie an der Hüfte nicht abnehmen können und fragen: „Sind wir Lipödem-Patienten?“. Bauchfettzellen reagieren empfindlicher auf Adrenalin als Hüftfettzellen (Maurigie). Diese Fette haben Alpha-Rezeptoren, die mehr Fett speichern als Fettzellen anderswo im Körper.

Mit anderen Worten, beim Abnehmen nimmt man in diesen Bereichen weniger und schwerer ab, beim Zunehmen sammelt sich in diesen Bereichen aber das meiste Fett an.

PLATTFUSS ALS EVOLUTIONÄRES MISSVERHÄLTNIS

Unsere fernen Vorfahren rannten durch die Natur und traten mit ihren bloßen Füßen auf Sand und Gras. Bis vor relativ kurzer Zeit waren alle Menschen entweder barfuß oder trugen einfache Schuhe ohne Kissen oder Fußgewölbe. Dies lieferte das propriozeptive (tiefe Sinnes-)Training, das notwendig ist, um starke und dauerhafte Fußgewölbe aufzubauen.

Steife Füße sind für die Entwicklung des Bipedalismus unerlässlich. Was sind harte Füße? Beim Gehen oder Laufen bleiben unsere Füße ohne übermäßiges Bücken in Form, obwohl sie mit einem Vielfachen ihres Körpergewichts auf dem Boden aufliegen. Dies ist eine einzigartige Funktion des Menschen, die es uns ermöglicht, mit beiden Füßen effektiv auf dem Boden zu gehen und zu laufen. Das Längsgewölbe, eines der beiden Hauptgewölbe des Fußes, verläuft von der Ferse bis zum Vorfuß. Der Fuß hat ein zweites Gewölbe, das sogenannte Quergewölbe, das über die Breite des Mittelfußes verläuft.

Wölbungen und Texturen in den Füßen haben eine Feder- und Saitenstruktur gebildet, die seit fast einem Jahrhundert als Hauptursache für Fußsteifigkeit gilt. Der steife Fuß, der kein Merkmal anderer Primaten ist, ist ein einzigartiges Merkmal, das für die menschliche Zweibeinigkeit von entscheidender Bedeutung ist. Der Riemen hat auch genug Flexibilität, um wie eine Feder zu wirken, um mechanische Energie zu speichern und dann freizusetzen.

In der antiken Stadt Ephesus können Sie die großartigen Ruinen der antiken Welt sehen, wie zum Beispiel die Celcus-Bibliothek.

Bildung hatte zur Zeit der Nutzung dieser Gebäude einen hohen Stellenwert und dank des Artemis-Kultes wurde die Stadt auch zu einer Hochburg der Frauenrechte und zu einem Ort für Künstlerinnen. Eines der Dinge, die meine Aufmerksamkeit in dieser Stadt erregten, war ein Piktogramm, das einen flachen Fuß darstellte, der in die Marmorstraße gehauen war. Dieses Plattfuß-Piktogramm nach dem Arc-Index, der ein sehr zuverlässiger Test ist, ist das früheste bekannte Beispiel für diese spezielle Pathologie (Wokaunn et al.). Es ist ein Rätsel, warum im Piktogramm Plattfüße verwendet werden. Die Seltenheit eines Metalls oder Edelsteins bestimmt, ob es als wertvoll eingestuft wird. Liegt es daran, dass Plattfüße selten zu sehen sind und daher als privilegierte Situation angesehen werden, die dieses Piktogramm hervorgebracht hat?

Solide Produkte zur Fußgewölbestütze, Flip-Flops und klobige und gepolsterte Schuhe mit hohen Absätzen wirkten sich negativ auf die Interaktion unserer Füße mit dem Boden aus und veränderten die Biomechanik unseres Gangs. Hohe Absätze verkürzen die Achillessehne und begrenzen die Dorsalflexion (Aufwärtsbewegung des Fußes). Moderne Schuhe reduzieren die Rolle der Fußmuskulatur bei der Aufrechterhaltung der Fußgewölbesteifigkeit, was zu weniger Wachstum und möglicherweise sogar zu Atrophie durch Nichtbenutzung führt. Verringerte Fußgewölbesteifigkeit ist ein Risikofaktor für zahlreiche Muskel-Skelett-Erkrankungen, einschließlich Plantarfasziitis, Knie-Osteoarthritis, Tibialis-posterior-Tendinopathie und Metatarsal-Stressfraktur.

Eine verminderte Fußgewölbesteifigkeit ist ein Problem, das durch eine unzureichende Passform des menschlichen Fußes als Ergebnis des Tragens von Schuhen verursacht wird, die Komfort und Schutz bieten.

Das Wolfsgesetz besagt, dass sich unser Körper an die Belastungen anpasst, denen er ausgesetzt ist. Indem wir den ganzen Tag sitzen und gepolsterte oder hochhackige Schuhe tragen, bauen wir Stress ab, der für die innere Muskulatur unserer Füße von Vorteil ist. Es erfordert einige Arbeit, ein eingesunkenes Fußgewölbe zu verbessern.

Ein gut funktionierendes Fußgewölbe sollte eine hohe Kuppel sein, die flexibel ist und sich beim Gehen leicht, wenn nicht sogar vollständig abflachen kann. Es wird von vier Muskelschichten und mehr als einem Dutzend Bändern gestützt. Beim Gehen oder Laufen überträgt es während der Schubphase des Gangs Gewicht auf den großen Zeh. Entlang der Bewegungskette muss diese Energieübertragung ungehindert fließen. Bei einem kollabierten Gurt wird die Energie des Systems auf andere Körperteile übertragen, die nicht geeignet sind, solche Lasten zu tragen, einschließlich der inneren Strukturen des Kniegelenks.

Wie Leonardo da Vinci feststellte, ist der menschliche Fuß ein Meisterwerk der Ingenieurskunst und ein Kunstwerk. Dieses ultimative Kunstwerk der Natur ist in der Lage, wie Ballerinas sogar Ihr gesamtes Körpergewicht auf Ihren Zehen zu tragen.

Plattfuß ist ein Zustand, bei dem das Längsgewölbe des Fußes verloren geht. Schauen Sie sich Ihren Fußabdruck am Strand oder außerhalb des Pools an. Wenn es rechteckig aussieht, befindet sich Ihr natürlicher Bogen nicht in einer tragenden Position. Fußprobleme verursachen wahrscheinlich viele biomechanische Fehlfunktionen, die sich auf die Halswirbelsäule und das Kiefergelenk erstrecken. Aufgrund von Plattfüßen haben viele Menschen oft Schmerzen in den Fersen, Knien, Hüften, im unteren Rücken und in der Halswirbelsäule.

Wenn Sie ein Objekt fallen lassen, fällt es einfach zu Boden. Wir denken nicht viel über die Kraft dahinter nach, nicht einmal über die Schwerkraft, deren Auswirkungen so tief in unserem täglichen Leben verankert sind. Die Vorteile der Schwerkraft für den Bewegungsapparat und das Herz-Kreislauf-System sind allgemein bekannt. Knochenschwund und Muskelatrophie gehören zu den nachteiligen Auswirkungen der reduzierten Schwerkraft im Weltraum. Die Regulierung des Flüssigkeitsvolumens wird stark von der Schwerkraft beeinflusst. Wenn sich Astronauten im freien Fall befinden, verlagern sich Flüssigkeiten in den oberen Teil des Körpers, was bei Astronauten zu geschwollenen Gesichtern und Köpfen führt.

Eine gesunde Funktion der Wadenmuskulatur ist einer der wichtigsten Faktoren für den Abfluss des venösen Blutes aus den Beinen. Das Versagen der Muskel- oder Venenpumpe beim Lipödem scheint ein übersehener Faktor zu sein.

Orthopädische Probleme sind bei Patienten mit Lipödem sehr häufig. Der Verlust des inneren Fußgewölbes ist bei Patienten mit Hypermobilität häufig und die Fußgewölbe können aufgrund schwacher Bänder dem Körpergewicht nicht standhalten. Dadurch kollabiert das Fußgewölbe. Sie tragen zum Fortschreiten von Ödemen bei, da sie den Flüssigkeitstransport von den Füßen verhindern. Plattfüße sollten analysiert und mit geeignetem Schuhwerk behandelt werden. Ein geeigneter Schuh sollte Dämpfung und bequeme Unterstützung des Fußgewölbes bieten, die Pronation kontrollieren und die Reibung des Fußes verringern. Diesen Patienten wird dringend empfohlen, spezifische Übungen in ihre tägliche Routine aufzunehmen. Wenn es eine lokalisierte Fettansammlung an der Innenseite des Oberschenkels oder des inneren Knies gibt, kann dies die Mobilität beeinträchtigen und kann eine Priorität für die Behandlung sein.

Lipödempatienten mit eingeschränkter Sprunggelenkbeweglichkeit gehen nicht von der Ferse bis zu den Zehen, sondern mit Schlurfen. Nach der Fettabsaugung beobachte ich oft, dass sich der Gang verbessert und bei den meisten Patienten wieder ein normaler Gang erreicht wird.

Es gibt eine inspirierende afrikanische Geschichte. Es heißt, ein Mann habe es gewagt, die unwirtlichen Länder Afrikas zu betreten. Er wurde nur von seinen Trägern begleitet. Sie tragen jeweils eine Machete in der Hand und gehen durch dichte Vegetation. Sie überqueren einen Fluss und gehen einen Hügel hinauf. Der Entdecker ist überrascht, als die Träger abrupt anhalten. Sie sind erst seit ein paar Stunden unterwegs. Also fragt er sie: „Warum gehen wir nicht weiter? Seid ihr müde, ihr seid nur ein paar Stunden unterwegs?“ Einer der Träger sah ihn an und sagte: „Nein, Sir, wir sind nicht müde. Unsere Seelen sind zurückgeblieben, weil wir uns so schnell bewegt haben. Jetzt müssen wir warten, bis sie uns wieder einholen.“

Diese Geschichte fasst das ganze Problem der evolutionären Diskrepanz zusammen. Die kulturelle Evolution ist in der Tat schneller als die biologische Evolution. Unsere steinzeitlichen Körper konnten sich den modernen Bedingungen nicht anpassen.

VENENPROBLEME: EIN WEITERES ANPASSUNGSPROBLEM

Die Menschheit war erstens nach der neolithischen Revolution und zweitens nach der industriellen Revolution mit einigen Krankheiten konfrontiert. Krampfadern gehören zu den typischen Unverträglichkeitserkrankungen. Seine Inzidenz ist in vorindustriellen Gesellschaften viel geringer. Daher wurde angenommen, dass er eine Mismatch-Krankheit ist (John Powles). Wenn die Beziehung zwischen Menschen und Natur so schnell ist, wird die biologische Anpassung extrem schwierig.

Die chronisch venöse Insuffizienz ist eine Erkrankung, die ein Drittel der Bevölkerung betrifft. Sie steht in engem Zusammenhang mit der unvollständigen Aufnahme von Ballaststoffen. Es besteht auch ein positiver Zusammenhang zwischen sitzenden Tätigkeiten (stehend oder sitzend) und dem Vorhandensein von Krampfadern.

Der kulturelle Wandel hat die genetische Anpassung so sehr überholt, dass es jetzt eine Diskrepanz zwischen unserem paläolithischen vorlandwirtschaftlichen Jäger-Sammler-Genotyp und vielen Merkmalen unseres gegenwärtigen Lebensstils gibt. Die westliche Ernährung weist wahrscheinlich einen Mangel an einer Reihe von Mikronährstoffen auf, die für die Integrität der Gefäßwand unerlässlich sind.

Das oberflächliche Venensystem besteht aus der großen Saphena-Vene und der kleinen Saphena-Vene, die häufig in der Bypass-Chirurgie verwendet werden. Das oberflächliche Venensystem leitet den Blutfluss aus der Haut und dem subkutanen Gewebe ab.

Die Stammvene ist die längste Vene des Körpers. Sie beginnt an der Innenseite des Fußes, steigt dann entlang der Wade und der Innenseite des Oberschenkels auf und mündet in die V. femoralis communis. Dieser Übergang ist ein kritischer Bereich für die Erkennung von Lecks, Behandlungsansätzen und das Risiko eines erneuten Auftretens von Krampfadern.

Das tiefe Venensystem ist für etwa 90 % des venösen Blutflusses in den unteren Extremitäten verantwortlich.

Muskelkontraktionen erzeugen eine Pumpe, die venöses Blut beim Gehen nach oben befördert. Beim Gehen entleert die Wadenmuskelpumpe die Venen. Das Entspannen der Muskeln füllt sie wieder.

Gefäßveränderungen bei Patienten mit Lipödem deuten auch auf eine Erkrankung der kleinen Blutgefäße hin. Freie Radikale verursachen eine erhöhte Permeabilität, indem sie die Mikrovaskulatur schädigen. Dieser Schädigung durch freie Radikale wird in erster Linie durch das körpereigene Antioxidationssystem entgegengewirkt, das auf eine Vielzahl von Vitaminen und anderen sekundären Pflanzenstoffen angewiesen ist, die in Obst und Gemüse enthalten sind. Einige dieser aus Pflanzen gewonnenen Substanzen sind bekannt und umfassen Ascorbinsäure, Tocopherol und Bioflavonoide. Es hat sich gezeigt, dass Flavonoide die Bildung freier Radikale unterdrücken können. Flavonoide sind verschiedene Verbindungen und für die Farben von Obst und Gemüse verantwortlich. Mehr als 4000 Flavonoide wurden nach ihrer chemischen Struktur klassifiziert.

Krampfadern sind vergrößerte, geschwollene, oberflächliche Venen mit einem Durchmesser von mindestens 3 mm, die zunehmend gewunden und vergrößert werden. Hautveränderungen umfassen Hauthyperpigmentierung, Stauungsdermatitis und Ulzeration. Wenn sich eine oberflächliche Thrombophlebitis entwickelt, verursachen sie Schmerzen.

Für Patienten mit Krampfadern (C2 bis C3) werden Strümpfe mit einem Kompressionsdruck von 20 bis 30 mmHg empfohlen.

Für Patienten mit fortgeschrittenen Krampfadern, Hautveränderungen oder Geschwüren (C4 bis C6) werden Strümpfe mit einem Druck von 30 bis 40 mmHg empfohlen.

Teleangiektasien, retikuläre Venen, kleine Krampfadern und Krampfadern mit Reflux können mit einer Sklerotherapie behandelt werden.

Krampfadern sind nicht nur ein kosmetisches Problem, sondern können auch Probleme wie schwere Beine oder Unterschenkelkrämpfe verursachen. Die Symptome von Lipödem und venöser Insuffizienz sind ähnlich. Beide verursachen Schweregefühl, Empfindlichkeit, Müdigkeit und Schwellungen. Diese Symptome verschlimmern sich normalerweise gegen Ende des Tages. Heißes Wetter, langes Sitzen oder Stehen verschlimmern die Symptome. Offensichtlich werden sich die Beschwerden verdoppeln, wenn beide Krankheiten gleichzeitig bestehen.

Die retikulären Gefäße haben einen Durchmesser von weniger als 3 mm und sind oft verschlungen und finden sich in subdermalem oder subkutanem Gewebe (Eklof; Porter). Der Grund ist unbekannt. Die Patienten können asymptomatisch sein oder über Schmerzen, Brennen oder Juckreiz berichten. Zu den Risikofaktoren gehören Familienanamnese, Schwangerschaft, lokales Trauma und hormonelle Faktoren (Goldman).

Teleangiektasien oder Besenreiser sind vergrößerte Venolen oder Arteriolen (kleine oberflächliche Venen) mit einem Durchmesser von weniger als 1,0 mm. Etwa 50 % bis 62 % der schlecht perforierenden Gefäße werden bei Vorliegen einer Teleangiektasie (Andrade) gefunden. Sie können allein (primär), nach Hautverletzungen wie Sonnenschäden oder aufgrund einer Grunderkrankung (sekundär) auftreten.

Interessanterweise zeigt das Auftreten von Krampfadern nicht immer an, wie stark die Symptome sind. Manchmal sehe ich auch, dass sehr große und gekrümmte Krampfadern keine Beschwerden verursachen. Manchmal beobachte ich, dass einige Krampfadern nach der Fettabsaugung verschwinden, was die Patienten überrascht. Tatsächlich ergibt sich eine ähnliche Situation für verschiedene Venen nach der Geburt. Da es zu dieser Beobachtung keine Untersuchungen gibt, wäre es genauer, die Ergebnisse der Untersuchungen zu prüfen, die für Schwangerschaft und verschiedene Gefäße durchgeführt wurden.

Hormonelle Faktoren haben wichtige Auswirkungen auf die Vasodilatation und bei der Bestimmung des verringerten Venenwandtonus während der Schwangerschaft. Ein weiterer Faktor ist die Gewichtszunahme. Dadurch wird es dem Blut in den Beinvenen erschwert, richtig zum Herzen zurückzufließen, und die Kompression der Gebärmutter über die Darmbeinvenen spielt eine Rolle bei der Entstehung von „Schwangerschaftskrampfadern".

Postpartale oder „Schwangerschaftsvenen" verschwinden normalerweise innerhalb weniger Monate nach der Geburt. Nach 6 Monaten können die meisten kleinen Gefäßerweiterungen (beobachtet am Ende der Schwangerschaft) fast unsichtbar und klinisch unbedeutend werden. Wenn postpartale Krampfadern zwischen 6 und 12 Monaten nach der Geburt nicht schrumpfen, ist es wahrscheinlich, dass sie dauerhaft sind und fortschreiten. Eine Verbesserung der Krampfadern tritt innerhalb von 12 Monaten nach dem Ende der Schwangerschaft auf. Das Verschwinden der meisten Venen nach dem Ende der Schwangerschaft kann eine Folge des Drucks auf die intraabdominalen Venen und hormoneller Veränderungen sein. Es wurde festgestellt, dass postpartale Krampfadern ihre normale Funktion und Form zumindest teilweise wiedererlangen, insbesondere durch Kompression. Die meisten erweiterten oder Krampfadern, die ihren Tonus wiedererlangt haben, können sich zu einer fast ursprünglichen Form und Größe zurückbilden.

Bei Patienten mit Lipödem schrumpft ein Teil der Krampfadern oder verschwindet 6 bis 12 Monate nach der Fettabsaugung. Verbesserung der Durchblutung, Reduzierung der Flüssigkeitsbelastung, Gewichtsabnahme, Reduzierung von Entzündungen und zusätzliche Unterstützung mit Kompressionsstrümpfen können zur

Wiederherstellung von Krampfadern beitragen. Im Allgemeinen ist es besser, invasive Behandlungen (bis zu 6 bis 9 Monate) aufzuschieben, um die Behandlung von Gefäßen zu vermeiden, die sich spontan zurückbilden können.

ELEVATION

Zur Ödemreduktion beim Lipödem wird eine Elevation empfohlen. Das ist keine Elevation, wie Cowboys in Hollywood-Filmen die Füße auf den Tisch legen. Der Fuß sollte vollständig gestützt werden und das gebeugte Knie sollte sich über Herzhöhe befinden. Patienten berichten oft, dass ihre Beine morgens ziemlich dünn sind, aber im Laufe des Tages allmählich breiter werden. Wenn ein Patient sagt, dass sein Ödem schnell verschwindet, wenn er sich hinlegt und die Beine hochhebt, ist das Ödem auf eine Flüssigkeitsansammlung zurückzuführen, nicht auf eine Lymphstauung.

Durch Überlastung verursachte venöse Filtrationsödeme, die eine andere Quelle für Ödeme bei Patienten mit Lipödem darstellen, verbessern sich tendenziell um 90 % oder mehr bei einer Evelation über Nacht, aber Ödeme aufgrund von Lymphansammlung werden sich bestenfalls nur um 10-20 % bessern. Die Lymphdrainage kann mit einfachen physiologischen Prinzipien verbessert werden, um den Lymphfluss zu stimulieren.

Meine Patienten mit lockerem Gewebe klagen oft über Ödeme. Ödeme häufen sich weiterhin in großen Mengen bei Patienten mit lockerem Lipödem an. Bei Patienten mit straffer Haut werden weniger Ödeme beobachtet. Die Festigkeit des Gewebes widersteht Schwellungen. Kompressionsstrümpfe wären ein intelligenter Ansatz, um Gewebesteifigkeit nachzuahmen und dem Gewebe zusätzlichen Widerstand zu verleihen. Patienten, die im Sitzen arbeiten, klagen oft über Ödeme. Empfehlenswert sind Kompressionsstrümpfe mit einem höheren distalen (herzfernen) Druck als den proximalen (herznahen) Beinabschnitten.

PALÄOLITHISCHE ERNÄHRUNG: FAKT ODER MYTHOS?

Das Lipödem wird nicht durch die Ernährung verursacht. Aus diesem Grund wird es durch die Ernährung kaum beeinflusst und es gibt keine spezielle Diät zur Behandlung des Lipödems. Beim Lipödem handelt es sich nicht nur um eine einfache Vermehrung von Fettzellen, sondern auch um eine Veränderung der Struktur des Fettgewebes. Familienmitglieder und leider auch Angehörige der Gesundheitsberufe sagen oft, dass ihre Krankheit durch Unterernährung verursacht wird. Obwohl Wirkung und Erfolg bestimmter Diäten von Patienten zu Patienten unterschiedlich sind, wird der Beinumfang nur geringfügig beeinflusst. Der Gewichtsverlust sollte nicht auf Kosten der Muskelmasse erreicht werden, was die Symptome verschlimmert. Eine strenge Diät bringt den Organismus in einen niedrigen Stoffwechselmodus. So führen fortgesetzte „normale" Essgewohnheiten bei Wiederaufnahme zu einer plötzlichen Gewichtszunahme. Sie können mit einer kalorienreduzierten Diät abnehmen, aber diese Diät hat nur minimale Auswirkungen auf eine abnormale Körperfettverteilung. Dies führt zu Essstörungen, erhöhtem Risiko für Übergewicht, Depressionen und anderen psychischen Beschwerden.

Die Anzahl der Fettzellen in unserem Körper wird im Jugendalter bestimmt und bleibt im Erwachsenenalter konstant, unabhängig davon, ob man zu- oder abnimmt. Daher kann es für manche Menschen schwierig sein, Gewicht zu verlieren oder ein stabiles Gewicht zu halten. Da die Anzahl der Fettzellen konstant ist, können sie nur wachsen, wenn wir zunehmen.

Obwohl Ernährungsstrategien eine überproportionale Fettverteilung nicht verhindern können, können sie lokale Entzündungen reduzieren, wodurch die Symptome verbessert und das allgemeine Wohlbefinden und die allgemeine Gesundheit verbessert werden. Es hilft dem Patienten auch, das Lipödem nach einer Fettabsaugung zu kontrollieren.

Ein einheitlicher Ernährungsansatz ist problematisch. Ernährungsempfehlungen sollten für jeden Patienten individualisiert werden. Im Internet findet man viele Artikel von Lipödem-Patienten über die positive Wirkung verschiedener Ernährungsweisen. Diese anekdotischen Informationen sind aus wissenschaftlicher Sicht nicht dokumentiert.

Das Hauptargument hinter der Paleo-Diät ist, dass sie sich nicht an die moderne Ernährung der Menschen anpasst. Unsere Körper verhalten sich immer noch wie die unserer Jäger-Sammler-Vorfahren. Jäger und Sammler aßen Nüsse, Samen, Obst, rohes Gemüse, Fisch, mageres Fleisch und dergleichen, mit Ausnahme von Getreide und Milchprodukten. Der Lebensstil der Jäger und Sammler variierte je nach Umgebung, in der sie lebten: Tundra, Täler, Meeresküsten, tropische Regenwälder und mehr. Daher gibt es keine einheitliche „Paläodiet".

Es gibt ein Missverständnis, dass unsere alten Vorfahren hauptsächlich Fleischfresser waren. Vielmehr hatten sie eine überwiegend pflanzliche Ernährung. Die Ernährung war sehr vielfältig und wurde stark von der geografischen Lage und der Verfügbarkeit von Nahrungsmitteln beeinflusst. Es stimmt auch nicht, dass Jäger und Sammler niemals Kohlenhydrate essen. Das Konzept der Paläodiät wird verwendet, um Low-Carb-Diäten zu rechtfertigen. Unser Verständnis des Lebensstils von Jägern und Sammlern weist erhebliche Einschränkungen auf. Kohlenhydrate wie Honig waren ein Teil ihrer Ernährung. Die Ernährung von Jägern und Sammlern ist tendenziell weniger energiegeladen, reich an Ballaststoffen und reicher an Mikronährstoffen als moderne Diäten, aber nicht immer kohlenhydratarm, wie manchmal diskutiert wird. Während des aeroben Trainings verwendet unser Körper Kohlenhydrate als Brennstoff. Ohne genügend Kohlenhydrate in der Ernährung wendet sich unser Körper zur Energiegewinnung sowohl an Körperfett als auch an Muskeln. Dies führt zum Abbau von Muskelmasse, die bekanntermaßen unseren Stoffwechsel ankurbelt und uns dabei hilft, mehr Kalorien pro Tag zu verbrennen. Das Gefühl körperlicher Müdigkeit und Erschöpfung im Laufe des Tages und während des Trainings kann ein Anzeichen für Muskelabbau sein.

Jäger und Sammler lebten nach den Mitteln der Natur. Ihre Ernährung hing davon ab, was sie in den Jahreszeiten finden konnten. Sie aßen Früchte und Brombeeren, wenn sie reif waren. Diese können einen Hinweis darauf geben, was wir saisonal essen sollten.

Es ist klar, dass die „Steinzeit“-Menschen eine Vielzahl hochwertiger Lebensmittel aßen, die reich an Nähr- und Ballaststoffen sind. Im Vergleich zu dieser Diät bieten moderne Diäten viel weniger Abwechslung und sind mit künstlichem Zucker und Salz belastet. Da Wildtiere fettarm sind, aßen Jäger und Sammler viel weniger gesättigte Fette als westliche Kulturen, und ihre Ernährung bestand im Allgemeinen aus mehrfach ungesättigten Fetten. Sie aßen keine verarbeiteten Lebensmittel, die Zusatzstoffe, Pestizide und andere potenziell giftige Agrochemikalien enthielten. Darüber hinaus aßen Jäger und Sammler eine Vielzahl von Wildpflanzen, während Getreide die Grundlage der Ernährung moderner Gesellschaften bildet. Aus realistischer Sicht ist es unmöglich, die genaue Ernährung unserer paläolithischen Vorfahren nachzubilden. Die Nahrung, die bei der Paleo-Diät verzehrt wurde, unterschied sich erheblich von der heutigen. Wir haben Produkte selektiv gezüchtet, um höhere Erträge und besseren Geschmack zu erzielen. Leider enthalten die Nutztiere, die wir domestizieren, mehr Fett.

Auch frisches Obst aus biologischem Anbau wird in Kühlschränken oder Kühlhäusern haltbar gemacht (Abbildung 8). Sie verlieren ihren Geschmack und ihr Aroma. Vielleicht haben Sie Feigenbäume neben schmalen Pfaden gesehen, die es in manchen Teilen Anatoliens gibt. Sie wachsen von selbst, man findet sie nicht auf den Märkten, und wenn man eine Feige von ihrem Zweig pflückt, wird man Zeuge eines Wunders. Aus seinem Zweig tritt eine dichte

Milch aus. In diesem Moment können Sie die frischesten Früchte der Welt probieren. Jäger und Sammler aßen die Früchte, die sie auf diese Weise von den Ästen sammelten, wurden Zeugen der Wunder der Natur und lösten sich nicht von der Natur.

Ich möchte kein pessimistisches Bild der Lage zeichnen. Ich meine, wir können unser Bestes geben, indem wir Paleo-Diäten befolgen. Eine Ernährung, die die Ernährungseigenschaften der paläolithischen Ernährung nachahmt, ohne diese Zeit zu romantisieren, wäre ein weiser Ansatz. Die gute Nachricht ist, dass wir uns auf eine moderne Version des paläolithischen Lebens konzentrieren können.

Vorläufige Studien mit einer zeitgemäßen Ernährung basierend auf paläolithischen Lebensmittelgruppen (Fleisch, Fisch, Schalentiere, frisches Obst und Gemüse, Wurzeln, Knollen, Eier und Nüsse) haben vielversprechende Ergebnisse gezeigt, einschließlich positiver Veränderungen bei Risikofaktoren wie Gewicht, Taillenumfang. Signifikante Verbesserungen wurden auch bei C-reaktivem Protein, HbAlc, Blutdruck, Glukosetoleranz, Insulinsekretion, Insulinsensitivität und Lipidprofilen beobachtet (Blomquist et al.). Eine paläolithische Ernährung reduzierte Lipogenese-fördernde Faktoren, verbesserte die Insulinsensitivität und reduzierte zirkulierende Triglyceride.

Der Hauptunterschied zwischen beliebten Paläo-Diäten und anderen gesunden Diäten ist das Fehlen von Vollkornprodukten und Hülsenfrüchten, die als gute Quellen für Ballaststoffe, Vitamine und andere Nährstoffe gelten. Der Ernährung fehlen auch Milchprodukte, die gute Protein- und Kalziumquellen sind. Es gibt Hinweise darauf, dass sich die menschliche Biochemie in relativ kurzer Zeit an eine veränderte Ernährung anpassen kann. Beispielsweise scheinen etwa vierzig Prozent der Weltbevölkerung die Fähigkeit entwickelt zu haben, Laktose (Kuhmilch) effizienter zu verdauen als unsere Vorfahren. Daher ist die Vorstellung, dass Menschen auf natürliche Weise mit Getreide und anderen neuen Lebensmitteln nicht umgehen können, unbegründet. Für die meisten Menschen ist es sehr schwierig, sich an eine Diät zu halten, die eine oder mehrere Lebensmittelkategorien stark einschränkt.

Der am besten untersuchte Stamm ist der Hadza-Stamm aus Zentraltansania, da der afrikanische Kontinent als Vorreiter der menschlichen Evolution gilt. Die Hadza-Gruppe lebt im Tropenwald, ihre Ernährung besteht hauptsächlich aus Pflanzen, Früchten, Knollengemüse und Wild. Eine der beliebtesten Lebensmittelgruppen für sie ist Honig. Der Hadza-Stamm neigt dazu, während seines gesamten Erwachsenenlebens das gleiche gesunde Gewicht, den gleichen Body-Mass-Index und die gleiche Gehgeschwindigkeit beizubehalten. Tatsächlich beziehen sie 15 bis 20 Prozent ihrer Kalorien aus Honig, einem einfachen Kohlenhydrat. Eine natürliche Ernährung und ein hohes Maß an körperlicher Aktivität tragen eindeutig zur beneidenswerten Gesundheit von Jägern und Sammlern bei.

Unsere Vorfahren aßen keinen raffinierten Zucker, der schnell in den Blutkreislauf aufgenommen wird; unser Körper ist noch nicht darauf programmiert, es effizient zu verarbeiten. Ein plötzlicher Anstieg des Blutzuckerspiegels kann dazu führen, dass die Bauchspeicheldrüse übermäßig viel Insulin freisetzt. Dies kann zu einer reaktiven Hypoglykämie und einem Anstieg der Blutzuckerspiegel erhöhenden Verbindungen wie Adrenalin und Cortisol führen.

Feuerkontrolle hat einen enormen Einfluss auf die menschliche Evolution gehabt. Es beeinflusste auch die menschliche Biologie und trug dazu bei, eine qualitativ hochwertige Ernährung bereitzustellen, die die Zunahme der Gehirngröße während der Eiszeit förderte. Feuer ermöglichte es den Menschen, ihr Essen zu kochen. So erweiterte der Mensch seine Nahrungsquellen auf weniger verdauliche oder schmackhafte Pflanzen. Das Kochen von Speisen verbessert die Verdaulichkeit erheblich. Besonders in der Trockenzeit war es sehr wichtig zu kochen. Eine reichhaltigere Auswahl an Nahrung und Energiequellen war vor einer halben Million Jahren eine Voraussetzung, um das größere Gehirn mit Energie zu versorgen. Die dramatische Vergrößerung des menschlichen Gehirns ist auch einer der größten Fortschritte beim Homo Sapiens. Während der Eiszeit hatte das Gehirn einen Durchschnitt von 600 cc bis 1300 cc. Die Hypothese des sozialen Gehirns zielt darauf ab, die Gehirngröße in Bezug auf die Zunahme der Größe von Menschengruppen und den Druck auf die soziale Kognition zu erklären.

Feuer hatte sicherlich eine große Bedeutung im Leben der Menschen. Indem es ihnen Wärme und Licht gab, erweiterte es ihren geografischen Lebensraum auf kältere Breiten und dunkle Umgebungen wie Höhlen. Es hat sich in den mythologischen Geschichten späterer Kulturen niedergelassen. Da wir die Erinnerungen unserer Vorfahren und aller Menschen in unserem Unterbewusstsein tragen, muss auch die Entdeckung des Feuers einen großen Stellenwert haben. Die Art und Weise, wie Menschen Feuer erlangten, wurde in den Geschichten verankert. Ohne Feuer hätten die Menschen nicht lange überlebt. Feuer war für viele Dinge wichtig: Heizen, Kochen und Hunderte anderer Dinge. Prometheus stahl Zeus einen Blitz und gab ihn der Menschheit, weil er Mitleid mit den Menschen hatte. Daraufhin wurde er von Zeus bestraft. Er wurde an einen Felsen im Kaukasus gekettet und jeden Tag kam ein Adler und fraß etwas von seiner Leber. Jede Nacht wuchs seine Leber wieder, was bedeutete, dass er seine Strafe für immer ertragen musste. Der Prometheus-Mythos inspiriert Künstler und Wissenschaftler gleichermaßen und ist in der Medizin zu einem Symbol für die Regenerationsfähigkeit der Leber geworden. Die Regenerationsfähigkeit der Leber zeigt uns auch, dass der Körper sich selbst erneuern kann. Feuer spielte eine wichtige Rolle bei der radikalen Veränderung der Ernährung unserer Vorfahren. Es wurde aus einem solchen Grund sozial bevölkert, dass es in religiöse Rituale einbezogen wurde. Kochen verbessert oft den Geschmack und das Aroma von Lebensmitteln. Das macht das Essen angenehmer und leichter verdaulich, verändert aber auch den Nährstoffgehalt.

Interessanterweise gehen einige Vitamine beim Kochen verloren, während andere für Ihren Körper besser verfügbar werden. Einige Nährstoffe werden leicht deaktiviert oder können während des Garvorgangs aus dem Essen austreten. Wasserlösliche Vitamine, wie die Vitamine C und B, sind hitzeempfindlich und werden durch das Kochen nachteilig beeinflusst.

Einige argumentieren, dass der Verzehr von hauptsächlich Rohkost der Weg ist, gesund zu sein. Die Rohkost-Ernährung besteht größtenteils oder vollständig aus rohen und unverarbeiteten Lebensmitteln. Ein Lebensmittel gilt als roh, wenn es noch nie über 40-48°C erhitzt wurde. Es sollte auch nicht raffiniert, pasteurisiert, mit Pestiziden in Kontakt kommen oder in irgendeiner Weise verarbeitet werden.

Gekochtes Gemüse hat einen höheren Gehalt an fettlöslichen Vitaminen als seine frischen Pendants. Lycopin ist das wichtigste Carotinoid in Tomaten, von dem angenommen wird, dass es für die Verringerung des Risikos bestimmter Krebsarten und Herzerkrankungen verantwortlich ist. Das Kochen von Tomaten mit Olivenöl ist eine charakteristische Kombination in der südlichen mediterranen Ernährung. Studien haben gezeigt, dass in gekochten Tomaten die Zellwand zusammenbricht, wodurch Lycopin besser verfügbar wird. Allerdings hat sie im Vergleich zu ungekochten Tomaten einen geringeren Vitamin-C-Gehalt.

Es wurde vermutet, dass eine Ernährung mit Rohkost möglicherweise nicht genügend Kalorien für einen normalen Lebensstil als Jäger und Sammler liefert. Dementsprechend sind gekochte Speisen für den Menschen obligatorisch. Ich erinnere mich an eine Patientin mit einem Lipödem im Stadium 2, die keine Komorbiditäten hatte und eine schwierige Operation hatte. Schwierigkeiten bei der Fettaspiration und häufiger Verschluss des Aspirationsschlauchs deuteten darauf hin, dass das Lipödem entzündlich und fibrotisch war. „Es muss etwas mit Ihrer Ernährung, Ihrem Lebensstil oder Ihren Hormonen nicht stimmen." sagte ich zu ihr. Sie sagte, sie habe sich gesund und ausgewogen ernährt. Sie gab zu, während ihrer postoperativen Untersuchung literweise Milch, insbesondere Jersey-Milch, getrunken zu haben. Kuhmilch ist eine gute Quelle für Eiweiß, Kalzium und Vitamin D. Kuhmilch ist aber auch eines der häufigsten Lebensmittelallergene und damit ein häufiger ätiologischer oder auslösender Faktor bei den unterschiedlichsten Erkrankungen. Darüber hinaus kann der Konsum von Kuhmilch eine Rolle bei der Pathogenese von Typ-1-Diabetes spielen. Allergie ist eine der versteckten Ursachen für Ödeme bei Lipödem-Patienten. Bei einer allergischen Reaktion sickert ein Teil der Flüssigkeit, die Teil des Blutplasmas ist, durch die allergisch erweiterten Poren der vorübergehend gestörten Kapillaren in das umliegende Gewebe und verursacht Ödeme.

Die paläolithische Ernährung zeichnet sich durch eine geringere Aufnahme von Fett und gesättigten Fettsäuren, eine ausgewogene Aufnahme von essentiellen Omega-6- und Omega-3-Fettsäuren, einen höheren Gehalt an Vitaminen und anderen Antioxidantien (wie mehr grünes Blattgemüse und Obst) als die westliche Ernährung aus. Während die westliche Ernährung durch eine hohe Zufuhr von Omega-6- und niedrige Omega-3-Fettsäuren gekennzeichnet ist, gab es während der Altsteinzeit ein Gleichgewicht zwischen Omega-6 und Omega-3. Anthropologische Forscher haben Ernährungsweisen im Laufe der Geschichte untersucht und vermuten, dass unsere Jäger-Sammler-Vorfahren ein Verhältnis von ungefähr 1:1 von Omega-6- und Omega-3-Fetten zu sich nahmen. Die typische Ernährung des modernen Menschen enthält 16-mal mehr Omega-6 als Omega-3. Sonnenblumen-, Mais-, Sojabohnen- und Baumwollsamenöle enthalten die höchsten Mengen an Omega-6-Fettsäuren. Olivenöl ist relativ arm an Omega-6. Natives Olivenöl extra, das reich an Polyphenolen ist, hat auch entzündungshemmende und mikrobiotamodulierende Wirkungen.

Sowohl alte als auch moderne Jäger und Sammler waren frei von modernen entzündlichen Krankheiten wie Herzkrankheiten, Krebs und Diabetes, die heute die Hauptursachen für Tod und Morbidität sind. Omega-6 hat nicht die gleiche Wirkung wie Omega-3. Wissenschaftler glauben, dass Omega-6 entzündungsfördernd ist, während sie vermuten, dass Omega-3 entzündungshemmend ist. Eine Ernährung, die zu viel Omega-6 und weniger Omega-3 enthält, verstärkt die Entzündung. Eine Ernährung mit mehr Omega-3-Fettsäuren und weniger Omega-6-Fettsäuren reduziert Entzündungen.

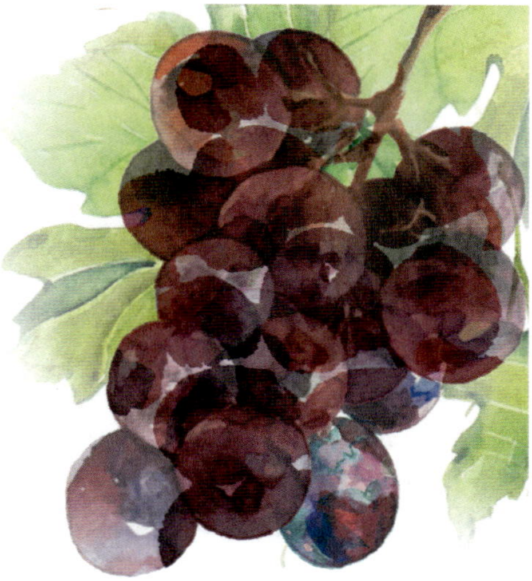

Bild 8: Trauben haben einen besonderen Platz in der menschlichen Evolution. Jetzt zieht es die Aufmerksamkeit der Wissenschaft mit bioaktiven Molekülen und nützlichen sekundären Pflanzenstoffen auf sich.

Es ist jedoch wichtig sicherzustellen, dass Ihr Nahrungsergänzungsmittel ausreichende Mengen an Eicosapentaensäure (EPA) und Docosahexaensäure (DHA) enthält. Dies sind die nützlichsten Arten von Omega-3-Fetten und kommen in fettem Fisch und Algen vor.

Sie können Omega-3 auch aus Nüssen, Leinsamen, Kürbiskernen, Chiasamen und Walnüssen gewinnen. Diese Lebensmittel enthalten Alpha-Linolensäure, von der ein kleiner Teil in Ihrem Körper in EPA und DHA umgewandelt werden kann.

Die Lipödem-Diät sollte entzündungshemmend sein. Pflanzliche Ernährung erhöht die Vielfalt der Darmmikrobiota, die Stoffwechselprodukte mit entzündungshemmenden Funktionen produziert. Der wichtigste Aspekt einer entzündungshemmenden Ernährung ist die Stabilisierung des Insulins und die Reduzierung der Aufnahme von Omega-6-Fettsäuren. Gluten und andere Lebensmittel, die Unverträglichkeiten hervorrufen können, werden von der Ernährung ausgeschlossen. Um den „Rebound-Effekt" nicht zu erleben, sollten neue Essgewohnheiten und ein Erhaltungsprogramm sechs Monate lang befolgt werden.

Man sagt, dass Lipödem-Patienten Öle zu sich nehmen. sollen, die bei Zimmertemperatur flüssig sind. Das sind ungesättigte Fette. Ungesättigte Fette sind also wichtige Bestandteile der Ernährung von Lipödempatienten. Sie erhöhen die Empfindlichkeit gegenüber Insulin. Aber diese Fettsäuren unterscheiden sich von den meisten anderen Ölen. Sie werden nicht nur zur Energiegewinnung verwendet oder gespeichert, sie sind auch biologisch aktiv und spielen eine wichtige Rolle bei Prozessen wie Blutgerinnung und Entzündungen.

Ihr Körper hat nicht die Enzyme, um Fettsäuren zu produzieren, also müssen Sie sie aus der Nahrung bekommen. Aus diesem Grund werden sie als „essentielle" Fettsäuren bezeichnet.

Fisch und Schalentiere sind wichtige Proteinquellen, und viele Arten sind reich an Omega-3-Fettsäuren, die eine Rolle für die Gesundheit des Herzens spielen. Einige Fischarten enthalten jedoch alarmierende Mengen an Quecksilber, einem besonders gefährlichen Gift für die Gehirnentwicklung. Aus diesem Grund sollten Frauen und Kleinkinder, die schwanger sind oder sein könnten, keinen Fisch essen, der viel Quecksilber enthält, wie zum Beispiel Schwertfisch.

Nüsse sind reich an Nährstoffen. Paranüsse enthalten große Mengen an Selen; jede enthält etwa 200 mcg Selen. Selen wirkt entzündungshemmend (Micke et al.). In einer Studie mit Menschen mit Lymphödem wurde das Ödem nach der Einnahme von Selen signifikant reduziert.

Nüsse können auch eine wichtige Quelle für Aflatoxin B sein, ein starkes Leberkarzinogen, und das Nutzen-Risiko-Verhältnis ist unbekannt. Der Verzehr von Haselnüssen im Rahmen einer gesunden Ernährung spricht dafür, trotz der Gefahr durch Aflatoxin B ausgewogen zu sein.

Unsere Vorfahren waren keine Vegetarier, aber es ist nicht notwendig, tierische Lebensmittel zu sich zu nehmen, um die Gesundheit zu erhalten. Tatsächlich haben Vegetarier im Vergleich zu Allesfressern ein geringeres Risiko, an einer Reihe chronischer Krankheiten zu erkranken. Eine ausgewogene, vollwertige Ernährung liefert lebenswichtige und gesundheitsrelevante Nährstoffe, darunter Proteine, Kohlenhydrate, Fette, Vitamine und Mineralstoffe.

Darüber hinaus enthalten Vollwertkost Ballaststoffe und eine Vielzahl von sekundären Pflanzenstoffen, die gesundheitliche Vorteile haben können. Im Vergleich zu Omnivoren haben Vegetarier eine geringere Inzidenz einer Reihe chronischer Krankheiten. Vegetarische Ernährung enthält auch weniger Pestizide und andere giftige Chemikalien als Allesfresser-Ernährungen, da sie dazu neigen, sich in tierischem Gewebe anzureichern.

Eine vegetarische Ernährung kann jedoch einen Mangel an einer Reihe von Mikronährstoffen aufweisen, darunter Vitamin B12,

Eisen, Vitamin D, Zink, Jod, Riboflavin, Kalzium und Selen. Darüber hinaus ist das Protein in den meisten pflanzlichen Lebensmitteln mangelhaft, da sie unzureichende Mengen einer oder mehrerer essentieller Aminosäuren enthalten. Eine unzureichende Versorgung mit einer der acht essentiellen Aminosäuren schränkt die Verwertbarkeit von Nahrungsprotein ein. Diese Einschränkung kann durch die richtige Zugabe von Lebensmitteln überwunden werden. Zum Beispiel sind Körner relativ mangelhaft an Lysin, enthalten aber viel Methionin, während Bohnen relativ mangelhaft an Methionin sind, aber viel Lysin enthalten. Wenn Getreide und Bohnen zusammen verzehrt werden, ergänzen sich diese Lebensmittel zu Proteinen mit einem biologischen Wert, der dem von tierischem Protein ähnlich ist. Es wurde berichtet, dass Bohnen und andere Hülsenfrüchte die Blutzuckerkontrolle verbessern und den Cholesterinspiegel im Serum senken.

Versteckte Nahrungsmittelallergien sind eine der häufigsten Ursachen für eine Vielzahl von Symptomen und Zuständen, denen man in der Allgemeinmedizin begegnet. Einer Schätzung zufolge leiden bis zu 60 % der Bevölkerung an unentdeckten Nahrungsmittelallergien. In vielen Fällen hängt die erfolgreiche Lösung chronischer Gesundheitsprobleme, die auf herkömmliche Behandlungen nicht ansprechen, weitgehend davon ab, Allergene Lebensmittel zu identifizieren und zu vermeiden.

Sojaprodukte gehören nicht zu unserer Esstradition. Soja ist ein ziemlich häufiges Allergen. Es ist auch bekannt, dass raffinierte Soja schwer verdaulich sein kann und zu unterschiedlichen Magen-Darm-Befunden führen kann. Es wurde gezeigt, dass Sojaprodukte (insbesondere isoliertes Sojaprotein) die Eisenaufnahme und die Aufnahme von Levothyroxin hemmen.

Pflanzliche Polyphenole wie Isoflavone können durch Darmbakterien aktiviert werden, um Phytoöstrogene zu bilden. Phytoöstrogene können an Östrogenrezeptoren binden. Der Verzehr von Polyphenolen hat eine schützende Wirkung gegen das metabolische Syndrom. Die Fähigkeit der Darmmikrobiota, diätetische

Polyphenole zu bioaktivieren, ist von Person zu Person sehr unterschiedlich.

Wenn Lipödem und Adipositas nebeneinander bestehen, verschlimmern sie sich gegenseitig. Fettleibigkeit sollte vor einer Fettabsaugung behandelt werden. Eine Kalorienrestriktion kann zwar zusammen mit Übergewicht zu Gewichtsverlust führen, ist aber nur für den Abbau von Körperfett bei einem Lipödem von Vorteil. Nach meiner Erfahrung kann ich sagen, dass es in Deutschland höhere Lipödemraten bei türkischen Zuwanderergruppen gibt als in der Türkei. Dies ist wahrscheinlich auf Änderungen in der Ernährung und im Lebensstil sowie auf die Urbanisierung zurückzuführen. Sie haben zu viel „Fast Food" in ihrer Ernährung, das zum Auslösen oder Fortschreiten des Lipödems beiträgt.

Zonulin gilt als Biomarker für eine erhöhte Darmpermeabilität und wurde in hohen Konzentrationen bei Zöliakie beobachtet. Andererseits sind hohe Zonulinspiegel mit einem höheren Taillenumfang, diastolischem Blutdruck, Nüchternglukosespiegeln, dem Risiko von Übergewicht, Adipositas und Hyperlipidämie verbunden. Jüngste Studien zeigen, dass neben der Verdauung und Aufnahme von Nährstoffen und der Wasser- und Elektrolythomöostase eine weitere wichtige Funktion des Darms darin besteht, den Durchgang von Umweltantigenen durch die Schleimhautbarriere zu regulieren.

Evolutionäre Anpassung kann Probleme nicht in kurzer Zeit lösen. Um dies zu lösen, wird es Hunderte, Tausende von Generationen dauern, oder die moderne Medizin wird einen Weg finden, die Evolution zu beschleunigen (Tooby und Cosmides; Nesse und Williams).

Die meisten Obstsorten haben nachweislich eine Anti-Adipositas-Wirkung (Sharma et al.). Diese Situation erscheint paradox. Die Einbeziehung von Obst in die Ernährung erhöht die Anzahl der Bakterien, die nur für Untergewichtige geeignet sind. Es lenkt die Darmökologie in Richtung eines Anti-Adipositas-Zustands, indem es die Anzahl der Adipositas-spezifischen Bakterien reduziert.

Ein ausgewogenes Verhältnis zwischen Kalorienaufnahme und Aktivität ist die Faustregel, reicht aber alleine nicht aus. Stresslevel, Hormonhaushalt, Schlafstörungen, Abhängigkeit von chemischen Substanzen sollten berücksichtigt werden.

Eine Mahlzeit mit hoher glykämischer Last steigert das Verlangen zu essen, reduziert den Energieverbrauch und ebnet den Weg für eine Gewichtszunahme.

Bei Lymphödemen und Lipödemen sollte eine salzarme Ernährung eingehalten werden. Wenn Sie Ihren Salzkonsum niedrig halten und mehr kaliumhaltiges Gemüse zu sich nehmen, wird dies die Lymph- und Blutzirkulation verbessern. Himalaya-Salz hat eine natürlich ausgewogene Menge an Natrium und Kalium und kann eine gute Wahl bei der Verwendung von Salz sein. Das Hinzufügen des produzierten NaCl-Salzes zur Nahrungsquelle und das Ersetzen traditioneller kaliumreicher Lebensmittel durch Lebensmittel führte zu einer 400%igen Erhöhung der Natriumaufnahme und einer 400%igen Verringerung der Kaliumaufnahme. Die Umkehrung der Kalium- und Natriumkonzentrationen in der Nahrung spielt heute eine Rolle bei der Entstehung einer großen Anzahl nichtübertragbarer Krankheiten (Cordain et al.). Kaliumreiche Pflanzen aus der Steinzeit wurden weitgehend durch die moderne Ernährung ersetzt. Lebensmittel, die energiereich, nährstoffarm und kaliumarm sind (insbesondere Getreidekörner), haben dieses Gleichgewicht gestört.

Es wurde vermutet, dass die ketogene Diät bei Menschen mit Lipödem und Lymphödem kontraindiziert ist. Der Lymphsystem scheint mit körperfremden Fetten, insbesondere langkettigen Fettsäuren, überlastet zu sein.

Diese Informationen scheinen nicht mit Behauptungen vereinbar zu sein, dass die ketogene Ernährung gut ist.

Menschen, die nach dem Essen Bauchschmerzen, Müdigkeit oder andere Beschwerden verspüren, wenn sie auf der linken Seite liegen, fühlen sich wohler, während Atmung und Verdauung einfacher sind. Diese Position unterstützt auch das Ventil am Ende der Speiseröhre, das schließen muss, wenn Nahrung in den Magen gelangt. Sie sollten Ihre Verdauung ohne den Stress von Dingen wie Reden, Autofahren, Lesen arbeiten lassen. Es verbessert auch die Schlafqualität und das Wohlbefinden. Sie sollen dies entspannt tun, sonst stoppt der Stress ihre Verdauung. Sie sollten es vermeiden, auf Ihrer rechten Seite zu liegen, da Sie in dieser Position der Speiseröhrensäure ausgesetzt sind. Es drückt die unverdaute Nahrung mit dem Magensaft nach oben und reizt die Speiseröhre. Der Verdauungsprozess wird stark beeinträchtigt.

Direkt nach einer Mahlzeit 30 Minuten Joggen ist effektiver als eine Stunde zwischen Essen und Joggen zu warten. Es ist ziemlich klar, dass Joggen den Anstieg der Glukose nach einer Mahlzeit unterdrückt. Die Glukose erreicht 30-60 Minuten nach einer Mahlzeit ihren Höhepunkt. Joggen sollte begonnen werden, bevor die Glukose ihr Maximum erreicht, denn sobald Insulin abgesondert wird, wirkt es als Fettleibigkeitshormon (Hijikata).

Wiederholte Hyperglykämie nach den Mahlzeiten verursacht Hyperinsulinämie und letztendlich Insulinresistenz, was ein Problem darstellt (da Insulin das Fettleibigkeitshormon ist). Die Unterdrückung von Hyperglykämie nach einer Mahlzeit hilft, die Speicherung von innerem Fett zu unterdrücken, indem die Insulinhypersekretion unterdrückt wird, wodurch eine Verschlechterung der Fettleibigkeit verhindert wird.

Der Körper verfügt über mehrere Puffer- und Ausgleichssysteme, um sein eigenes pH-Gleichgewicht aufrechtzuerhalten. Die Kombination einer säurehaltigen Ernährung mit emotionalem Stress, Toxinen, weniger Bewegung und Alterung ist extrem schlecht. Mit zunehmendem Alter kommt es zu einem allmählichen Verlust der Säure-Basen-Regulationsfunktion der Nieren und einem daraus folgenden Anstieg der ernährungsbedingten metabolischen Azidose während der modernen Ernährung. Diese Säurebelastung kann mehr sein, als der Körper bewältigen kann, und Ihr Körper steht vor der Herausforderung, sie zu korrigieren.

Als Folge treten Entzündungen und Zellschäden auf. Die prähistorische Jäger-Sammler-Ernährung -reich an Nährstoffen und arm an säurebildenden Nährstoffen- ist auch heute noch die für die menschliche Physiologie am besten geeignete Ernährung.

Ernährungsvielfalt oder der Verzehr einer großen Vielfalt an Lebensmitteln stellen eine ausreichende Zufuhr essentieller Nährstoffe sicher. Lipödem-Patienten fragen mich oft, ob sie Kaffee trinken dürfen. Koffein im Kaffee macht wach, löst aber auch eine erhöhte Stressreaktion im Körper aus. Wenn Sie empfindlich auf Koffein reagieren, versuchen Sie, Ihren Koffeinkonsum bis zum Nachmittag zu reduzieren, um Schlafprobleme zu vermeiden. Es wurde festgestellt, dass türkischer Kaffee unter anderen Kaffeeaufgüssen die höchste antioxidative Aktivität aufweist. Mit seinen bioaktiven polyphenolischen Bestandteilen hat Tee auch wichtige antioxidative und entzündungshemmende Wirkungen.

Bromelain ist reichlich in Ananas enthalten. Verschiedene Studien haben gezeigt, dass sie ödematös und entzündungshemmend wirken.

Das Gewürz Kurkuma, dessen medizinische Eigenschaften seit langem bekannt sind, hat die Aufmerksamkeit sowohl der medizinisch-wissenschaftlichen Welt als auch der kulinarischen Enthusiasten auf sich gezogen, da es die Hauptquelle des Polyphenols Curcumin ist. Viele dieser Vorteile können auf seine antioxidative und entzündungshemmende Wirkung zurückgeführt werden. Die alleinige Einnahme von Kurkuma bietet aufgrund seiner schlechten Bioverfügbarkeit keinen damit verbundenen Nutzen. Piperin ist der Hauptwirkstoff in schwarzem Pfeffer und erhöht nachweislich die Bioverfügbarkeit um 2000 %, wenn es mit Curcumin in einem Komplex kombiniert wird.

Der antike griechische Philosoph Epikur wurde 341 v. Chr. auf der Insel Samos, wenige Kilometer vor der Küste der heutigen Türkei, geboren. Er sagte, das Einzige, was an sich wertvoll ist, ist der eigene Geschmack des Menschen. Genuss ist das Ziel eines glücklichen Lebens. In dieser Einstellung scheint Epicurus auf das Belohnungssystem unseres Gehirns und das Lusthormon Dopamin hinzuweisen. Neurotransmitter sind Chemikalien in unserem Gehirn, die dabei helfen, unsere Gedanken und unser Verhalten zu formen. Einer der wichtigsten Neurotransmitter, Dopamin, wird hauptsächlich im Mittelhirn produziert und bewegt sich dann in andere Teile des Gehirns, wie die Amygdala, die eine große Rolle bei unserer emotionalen Entwicklung spielt. Es geht auch in den präfrontalen Cortex über, der für Denken, Fühlen, Planen und Handeln zuständig ist. Wenn Sie etwas Angenehmes tun, setzt Ihr Gehirn Dopamin frei, damit Sie sich geistig und körperlich gut fühlen. Dies geschieht normalerweise, wenn wir unsere Lieblingsspeisen essen. Dieses Belohnungssystem motiviert uns und hilft uns, unsere Ziele zu erreichen. Das Belohnungssystem unseres Gehirns ist Teil des Überlebenssystems. Leider funktionieren diese Belohnungssysteme auch beim Drogenmissbrauch.

Der Energieüberschuss in der Neuzeit hat zwangsläufig viele evolutionäre Verhaltensmuster des Menschen verändert. Fettleibige Personen stehen vor dem Problem der Aktivierung des Belohnungssystems, das durch Lebensmittel mit hohem Geschmack stimuliert wird. Belohnungsgegenstände waren im Paläolithikum begrenzt, während moderne Menschen heute von einer Vielzahl lohnender Reize umgeben sind, die süchtig machen und schließlich körperliche Aktivität hemmen können.

Eine der Möglichkeiten, die Homöostase aufrechtzuerhalten, ist eine ausreichende Flüssigkeitszufuhr. Sich darauf zu konzentrieren, wie viele Gläser Wasser man trinkt, ist ziemlich stressig. Beobachten Sie Ihre Urinfarbe, um dies einfacher zu kontrollieren. Wenn es hellgelb ist, ist die Flüssigkeitszufuhr ausreichend. Wenn Ihr Urin überhaupt keine Farbe hat, trinken Sie wahrscheinlich zu viel Wasser. Sie riskieren einen Elektrolytmangel, wenn Sie zu viel Flüssigkeit trinken, weil Sie zu oft urinieren. Es wurde bereits gezeigt, dass Trinkwasser den Energieverbrauch bei Erwachsenen signifikant erhöht und eine geringe Wasseraufnahme mit Fettleibigkeit in Verbindung gebracht wird.

BEWUSSTSEIN DER GEGENWART

Kabat-Zinn, der eine der bekanntesten Definitionen von Bewusstsein gemacht hat, sagte, dass Bewusstsein ein Moment zu Moment ist, das entwickelt wird, indem man dem gegenwärtigen Moment besondere Aufmerksamkeit schenkt, so unempfänglich, nicht wertend und offen wie möglich. Es ist ein Bewusstseinszustand, der durch einen verlangsamten Geist gekennzeichnet ist und sich auf das konzentriert, was wir gerade erleben (Abbildung 9).

Wir Menschen haben eigentlich von Natur aus Bewusstsein. Es ist fast sicher, dass unsere Vorfahren ein Bewusstsein entwickelt haben, sie hätten nicht überlebt, wenn sie nicht Achtsam wären. In der heutigen Welt sind wir ständig abgelenkt.

Etwa 47 % der Zeit schweifen unsere Gedanken ab, und dieses Abschweifen führt direkt zum Unglück (Killingsworth). Wir klammern uns an die Vergangenheit, sorgen uns um die Zukunft, Technologie lenkt uns ab.

Feuer und Sprache sind zwei Dinge, die für unsere Evolutionsgeschichte entscheidend sind. Unsere Vorfahren ließen den Tag am Lagerfeuer ausklingen, wo Geschichten ausgetauscht wurden. Offensichtlich hat dies ihnen geholfen, ihre Kultur zu formen, die Gemeinschaft zusammenzuhalten und zusammenzuarbeiten. Das Geschichtenerzählen über Bewusstsein beinhaltet, mit sich selbst und mit dem Publikum zu sein.

Obwohl wir in vielerlei Hinsicht entwurzelt sind, tragen wir immer noch Überreste der Höhlenmenschen-Mentalität in uns, wie zum Beispiel den Herdentrieb. Die meisten Menschen handeln eher auf emotionaler als auf rationaler Basis. Sie folgen anderen Menschen, ohne zu hinterfragen oder nachzudenken. Wir haben uns zu kleinen Gemeinschaften entwickelt, deren Mitglieder wir alle kennen. Wir fühlen uns einsam in großen Städten, wo wir von vielen Fremden umgeben sind. Damit kann unser Verstand nicht umgehen. Die emotionale Bindung zwischen Fußballfans und ihren Mannschaften ist mit der Stammesgesellschaft verknüpft. Fußballfans sind leidenschaftlich, fast tribal in Bezug auf ihre Unterstützung und ihr Vertrauen in ihren Verein.

Ich habe eine Anzeige gesehen; Ein Zahnarzt erklärte dem Publikum die Ursache von Karies. „Mikroben verfaulen Ihre Zähne, verursachen Mundgeruch, Säure greift Ihre Zähne an. Bekämpfen Sie Säureangriffe, um Ihre Kinder davor zu schützen, verwenden Sie diese Zahnpasta." Die Anzeige zielte auf unsere Stammesgefühle ab. Wir Menschen neigen dazu, uns vor Gefahren zu fürchten. Das Bewusstsein für Gefahren war während unserer gesamten Evolution überlebenswichtig. Wir haben immer noch die Stammesmentalität.

Die Höhlenmensch-Allegorie bleibt in der heutigen Welt gültig. Plato beschreibt in seiner Höhlenallegorie eine Gruppe von Menschen in einer Höhle, die in Ketten auf die Wand starren. Das Licht des Feuers hinter ihnen wirft Schatten auf die Wand. Die Menschen in der Höhle glauben fälschlicherweise, dass die Schatten an der Wand echte Dinge sind. Sie wissen nicht einmal, dass es außerhalb von ihnen eine reale Welt gibt. Aus der Höhle herauszukommen bedeutet philosophisch, einen Zustand der Erleuchtung zu erreichen.

Das Bewusstsein für die Gegenwart wird uns aus der Höhle herausführen. Es wird angenommen, dass Bewusstsein Techniken die Freisetzung von Oxytocin im Körper begleiten.

Oxytocin ist ein erstaunliches Molekül. Es ist ein kleines Peptid, das im Hypothalamus von Säugetiergehirnen synthetisiert wird. Es besteht aus nur neun Aminosäuren und ist zerbrechlich. Oxytocin wird klassischerweise mit Uteruskontraktionen und Milchabfluss zum Stillen in Verbindung gebracht. Es ist eigentlich ein Neuropeptid, das an der Homöostase von Nahrungsaufnahme und Energie beteiligt ist.

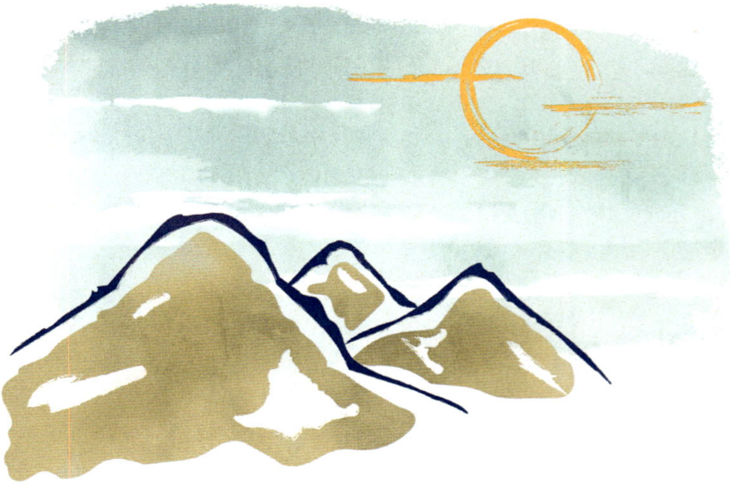

Bild 9: Die Berge scheinen den Fortbestand derjenigen gegeben zu haben, die es geschafft haben, in der menschlichen Evolution mit ihren schwierigen Lebensbedingungen zu überleben.

Oxytocin schafft zudem ein Gefühl der Sicherheit und eine hohe soziale Sensibilität. Darüber hinaus wirkt Oxytocin antioxidativ und entzündungshemmend.

Oxytocin sorgt für ein Sättigungsgefühl und reduziert übermäßiges Essen, was sich auf das hedonische Essen auswirkt. Verschiedene Studien haben gezeigt, dass Oxytocin die Energieaufnahme erhöht, die Nahrungsaufnahme reduziert und zur Gewichtsabnahme beiträgt. Die Wirkungen von Oxytocin auf die Nahrungsaufnahme und den Stoffwechsel zeigen sein therapeutisches Potenzial zur Behandlung von Fettleibigkeit und Essstörungen (Hong et al.).

Achtsames Essen ist ein Ansatz, der sich auf das sensorische Bewusstsein und die Erfahrungen des Einzelnen mit Lebensmitteln konzentriert. Eine Ernährung ohne Verhaltensänderung wurde auf lange Sicht als nutzlos angesehen; Mit anderen Worten, Diäten sind kurzfristig wirksam. Herkömmliche Programme zur Gewichtsabnahme, die ein Kaloriendefizit erzeugen, erreichen oft keinen langfristigen Gewichtsverlust. Achtsamkeitspraxis hilft Menschen, bewusster zu leben und die Fähigkeiten zu entwickeln, die erforderlich sind, um mit chronischen Krankheiten, Depressionen, Schlafproblemen und Angstzuständen sowie achtsamem Essen umzugehen. Sie können Ihrem Körper die Möglichkeit geben, mit Ihrem Gehirn Schritt zu halten und die Signale zu hören, um die richtige Menge zu essen. Wenn Sie langsamer werden, können Sie Ihrem Geist und Körper erlauben, zu kommunizieren, was Sie wirklich an Nahrung brauchen.

Ich hielt bei einem örtlichen Supermarkt an, der von einem alten Mann geführt wurde. Ich bat ihn, ein Kilo Walnüsse zu wiegen. „Leine eile", sagte er, bevor er abwog. Er legte die beiden Walnüsse in seine alte, schwielige Hand und zerdrückte sie leicht. Er gab mir ein Stück Walnuss, das von seiner Schale getrennt worden war. „Probieren Sie zuerst", sagte er.

„Keine Eile", murmelte ich vor mich hin. Ich war in Eile. Warum hat er nicht schnell meine Walnüsse gewogen? Er hörte mich summen und bot mir Erdbeeren an. „Keine Eile", sagte er wieder lachend. Manchmal gehen Menschen durch unser Leben, nur um uns wertvolle Dinge beizubringen. Obwohl das Wort „Keine Eile" überbeansprucht und stereotyp ist, blieb die Warnung in meinem Kopf.

Meistens essen wir, was uns unser Gehirn sagt, und nicht unser Körper. Wahres achtsames Essen bedeutet, genau auf die Hungersignale unseres Körpers zu hören. Ignorieren Sie andere Ablenkungen und achten Sie auf ihren Essen. Genießen Sie jeden Bissen. Hören Sie nach jedem Bissen auf Ihren Körper, um herauszufinden, wie Sie sich fühlen. Sie kennen Nasreddin Hodja, dessen Anekdoten eine außergewöhnliche kulturelle Wirkung hatten. Nasreddin Hodjas Geschichte „Derselbe Gescmack" bezieht sich auf achtsames Essen: Einige Kinder aus der Nachbarschaft sehen Nasreddin Hodja mit zwei Körben voller Trauben auf seinem Esel aus dem Weingarten kommen. Sie versammeln sich um ihn und bitten ihn, ihnen Trauben zu geben. Nasreddin Hodja gibt jedem Kind eine Traube.

„Du hast so viel, aber du hast uns so wenig gegeben", jammern die Kinder.

„Es spielt keine Rolle, ob ihr einen Korb isst oder ein kleines Stück. Sie schmecken alle gleich", sagt Nasreddin Hodja.

Ein bekannter Ratschlag in unserer Kultur ist, das Essen 40 Mal zu kauen, bevor man es herunterschluckt. Dies ist eng mit achtsamem Essen verbunden, dem Aufbau eines sensorischen Bewusstseins für Lebensmittel, indem man sich auf das konzentriert, was man isst. Es fördert den Genuss und das konzentrierte Schmecken von Speisen. Die Verdauung beginnt im Mund. Das Enzym Amylase, das sowohl im Speichel als auch in der Bauchspeicheldrüse exprimiert wird, ist für die Stärkehydrolyse verantwortlich. Gutes Kauen regt auch die Produktion von Speichel an, der Amylase, Substanzen zum Schutz der Magen- und Speiseröhrenschleimhaut sowie Verbindungen zur Vorbeugung von Karies enthält. In Fletchers Aussage ist etwas Wahres: „Die Natur wird diejenigen bestrafen, die nicht kauen."

Es ist bekannt, dass langsames essen mit Sättigung und einer gesunden Ausschüttung von Darmhormonen verbunden ist, aber es kann auch andere Vorteile haben. Zum Beispiel können Getreide oder Nüsse manchmal aufgrund von Pilzkontamination muffig riechen, was von einem bewussten Verstand leicht verstanden wird.

EIN URALTES HORMON: VITAMIN D

Vitamin D ist ein uraltes Hormon. Es wurde von Pflanzen und Tieren produziert, von den frühen Lebensformen, die vor 750 Millionen Jahren das Phytoplankton bildeten, bis hin zu den Säugetieren von heute. Seine Evolutionsgeschichte zeigt, warum es im menschlichen Stoffwechsel so wichtig ist. Im Gegensatz zu seinem Namen ist Vitamin D eigentlich ein Hormon, kein Vitamin. Vitamin D hat die chemische Struktur eines Steroidhormons, das von den Nieren produziert wird.

Der erste Hinweis auf die physiologische Wirkung des Sonnenlichts auf Vitamin D wurde von Herodot gezeigt. Herodot besucht das Schlachtfeld, auf dem die Schlacht von Pelusium stattfand. Dies ist der erste große Krieg zwischen Persern und Ägyptern. Herodot untersucht hier die Schädel der Krieger. Er erkennt, dass die Schädel der Ägypter härter sind als die Schädel der Perser. Er führte dies darauf zurück, dass die Ägypter ihre Haare von Kindesbeinen an rasierten und die Perser ihre Haare bedeckten. Er schrieb, dass die Schädel der Perser sehr zerbrechlich seien und sogar brechen würden, wenn sie mit einem Kieselstein getroffen würden, während die Schädel der Ägypter stark seien und kaum brechen könnten, selbst wenn sie mit einem Stein getroffen würden. Herodot erklärte, dass die Ägypter die Sonne seit ihrer Kindheit gesehen und daher ihre Schädel verhärtet hatten, während die Perser ihre Köpfe mit Turbanen bedeckten, die die Sonne blockierten und ihre Schädelknochen schwächten.

Vitamin D ist einzigartig, weil es durch Sonnenlicht in der Haut hergestellt werden kann. Erhältlich in zwei Formaten: D2 und D3. Vitamin D2 kommt natürlicherweise in Pilzen vor, die der Sonne ausgesetzt sind. UVB-Licht der Sonne dringt in die Haut ein und Vitamin D3 wird synthetisiert. Eingenommenes Vitamin D (D steht für D2 oder D3 oder beides) ist in Chylomikronen enthalten, die in das lymphatische System aufgenommen werden und in das venöse Blut gelangen. Haut- oder Nahrungs-Vitamin D ist nicht biologisch aktiv und erfordert seine anfängliche Hydroxylierung in der Leber. Diese Form der Hydroxylierung erfordert eine zusätzliche Hydroxylierung in den Nieren, um die biologisch aktive Form von Vitamin D zu bilden.

Vitamin D aus pflanzlichen Quellen ist D2 und Vitamin D aus tierischen Quellen ist D3. Diese beiden Formen haben ein gleichwertiges biologisches Potenzial.

Dieses Vitamin ist eine weitere evolutionäre Determinante unserer Gesundheit, da es die Absorptionsraten von Kalzium, Eisen, Magnesium, Phosphat und Zink verbessert. Leider enthalten nur sehr wenige Lebensmittel Vitamin D und können daher den Bedarf der Allgemeinbevölkerung nicht decken. Direkte Sonneneinstrahlung ist der normale Weg, um diesen wichtigen Vorteil zu nutzen. Fisch hat den höchsten natürlichen Vitamin-D-Gehalt. Andere gesunde Nahrungsquellen sind Pilze, Eier, dunkle Schokolade und Joghurt. Da es schwierig ist, eine ausreichende Vitamin-D-Zufuhr allein durch die Ernährung zu erreichen, wird häufig eine Vitamin-D-Ergänzung empfohlen.

Wenn ein Erwachsener einer Dosis UV-Strahlung mit minimaler Rötung (leichte Rötung der Haut nach 24 Stunden) ausgesetzt wird, entspricht die produzierte Menge an Vitamin D der Aufnahme von 10.000 bis 25.000 IE (Abbildung 10).

Die Menge der Vitamin-D-Produktion in der menschlichen Haut hängt von mehreren Variablen ab, darunter geografische Breite, Jahreszeit, Tageszeit, Wetterbedingungen (Bewölkung), Luftverschmutzung und Umweltfaktoren wie Oberflächenreflexion. Diese Umweltbedingungen beeinflussen, wie UVB-Strahlung die Haut erreicht. Zu den Faktoren, die die Vitamin-D-Produktion in der Haut beeinflussen, gehören individuelle Schwankungen. Dazu gehören ältere Menschen mit dünnerer Haut und daher einer geringeren

Fähigkeit, Vitamin D zu synthetisieren, und Alter. Hellhäutige Haut produziert bis zu sechsmal so viel Vitamin D wie der Körper produziert. Hauttyp, Hautdicke, Kleidungsgewohnheiten, Lebensstil, Arbeitsumgebung (z. B. drinnen versus draußen) und Sonnenvermeidungspraktiken haben einen starken Einfluss auf die Vitamin-D-Synthese. Sonnenschutzmittel sind dafür bekannt, UVB-Strahlung wirksam zu blockieren. Vitamin D3 wird in der Haut durch die photochemische Umwandlung von Provitamin D3 synthetisiert, aber die benötigten Strahlen sind ganzjährig nur an Orten unterhalb des 35. Breitengrades vorhanden.

Vitamin-D-Mangel betrifft fast 50 % der Weltbevölkerung. Diese Hypovitaminose-Pandemie kann hauptsächlich auf Lebensstil (z. B. reduzierte Aktivitäten im Freien) und Umweltfaktoren (z. B. Luftverschmutzung) zurückgeführt werden, die die Exposition gegenüber Sonnenlicht verringern. Die Verwendung eines Sonnenschutzmittels mit einem Lichtschutzfaktor von 30 reduziert die Vitamin-D-Synthese in der Haut um mehr als 95 %. Vitamin-D-Mangel wird häufig bei Patienten mit Lipödem beobachtet. Diese Patienten vermeiden Sonneneinstrahlung aufgrund von psychosozialem Druck und Angst vor einer Verschlechterung der Ödeme in heißen Klimazonen. Die Nahrungsaufnahme ist durch unausgewogene und Vitamin-D-Mangelernährung eingeschränkt. Bei einigen ist der Bedarf an Vitamin D aufgrund von überschüssigem Fettgewebe erhöht. Fettgewebe steht in negativem Zusammenhang mit Vitamin D, und übergewichtige Menschen benötigen 2- bis 3-mal mehr Vitamin D als andere Menschen, um die zirkulierenden Spiegel von 25OHD, einem sehr stabilen Vitamin-D-Metaboliten, zu normalisieren.

Die Natur hat wahrscheinlich vorgesehen, dass der größte Teil des Vitamin D durch Photosynthese in der Haut produziert wird, mit einem kleinen Beitrag aus Nahrungsquellen. Die Sonneneinstrahlung erhöht jedoch auch das Risiko von Hautschäden und verschiedenen Hautkrebsarten, einschließlich Melanomen. Dies war kein wirkliches Problem während der menschlichen Evolution, aber eine längere Lebensdauer hat auch zu vermehrten Problemen mit der UV-Licht-Exposition geführt. Eine Vitamin-D-Ergänzung kann wichtig sein, um diese Situation auszugleichen.

Die Hauptfunktion von Vitamin D ist die Aufrechterhaltung der Kalziumhomöostase, aber ein Vitamin-D-Mangel ist auch mit einem erhöhten Risiko für verschiedene Krankheiten wie Autoimmunerkrankungen, Diabetes und Krebs verbunden. Daher wächst das Bewusstsein für Vitamin D, das für eine optimale Gesundheit unerlässlich ist. Vitamin D werden entzündungshemmende Eigenschaften nachgesagt.

Frühe Menschen erhielten hohe Mengen an ultraviolettem Licht, im Durchschnitt 115 nmol/L, verglichen mit den heutigen Durchschnittswerten von deutlich unter 70 nmol/L, und aßen Vitamin-D-reiche Lebensmittel. Es besteht ein direkter Zusammenhang zwischen niedrigem 25(OH)D und einem höheren Krankheitsrisiko (Viet).

Ungenügende Vitamin-D wird normalerweise festgestellt, wenn das Gesamtvolumen an Vitamin D (D2, D3) in unserem Blut weniger als 30 ng/ml beträgt. Ein Vitamin-D-Mangel hingegen weist auf Fälle hin, in denen das Gesamt-Vitamin-D-Volumen (D2, D3) unter 20 ng/mL liegt, also weiter abnimmt. Ein Vitamin-D-Mangel kann das Risiko einer Autoimmunerkrankung der Schilddrüse erhöhen. Vitamin-D-Mangel ist normalerweise das Ergebnis einer begrenzten endogenen Produktion, eines Mangels an Nahrung, einer beeinträchtigten Aufnahme und Verwendung, eines erhöhten Bedarfs oder einer erhöhten Ausscheidung.

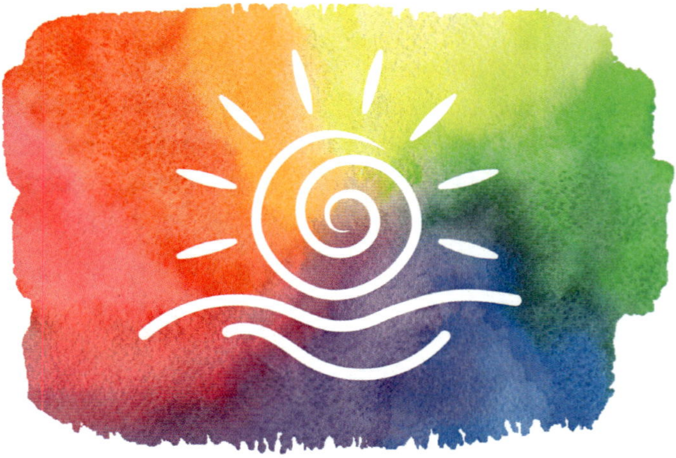

Bild 10: Sie können nicht direkt in die Sonne schauen, nur nützliche Elemente sind an der menschlichen Evolution beteiligt.

MAGNESIUM IN DER HUMANBIOLOGIE

Magnesium ist im menschlichen Körper extrem reichlich vorhanden und ist das zweithäufigste intrazelluläre Kation (das erste ist Kalium). Es ist für das Funktionieren von mehr als 300 Enzymen im Menschen notwendig, und 90 % des gesamten Körpermagnesiums befinden sich in Muskeln und Knochen. Daher muss die über Millionen von Jahren entwickelte Magnesium-Homöostase richtig funktionieren. Die paläolithische Ernährung hatte eine viel höhere Magnesiumaufnahme (600 µmg/Tag) als heute. Unsere homöostatischen Mechanismen und unser Genom sind immer noch dieselben wie bei unseren Vorfahren aus der Steinzeit. Dadurch ist unser Stoffwechsel optimal an eine hohe Magnesiumzufuhr angepasst (Abbildung 11).

Verschiedene Studien haben gezeigt, dass mindestens 300 mg Magnesium supplementiert werden müssen, um signifikant erhöhte Serum-Magnesium-Konzentrationen zu erzeugen. Wenn die Magnesiumaufnahme über die Nahrung nicht ausreicht, wird eine Magnesiumergänzung empfohlen.

Magnesium gilt als in Lebensmitteln weit verbreitet, aber die Menge an Magnesium in Lebensmitteln wird von einer Vielzahl von Faktoren beeinflusst, darunter Boden und Wasser, Düngemittel, Konservierung sowie Raffinations-, Verarbeitungs- und Kochmethoden. Im Allgemeinen gelten Samen, Hülsenfrüchte, Nüsse (Mandeln, Cashewnüsse, Paranüsse und Erdnüsse), einige Früchte und Kakao als gute Magnesiumquellen.

Auf sauren, leichten und sandigen Böden ist der Magnesiumgehalt jedoch im Allgemeinen nicht ausreichend. Darüber hinaus führen landwirtschaftliche Techniken wie die Verwendung hoher

Kalium- und Ammoniumkonzentrationen in Düngemitteln zu Magnesiummangel in Lebensmitteln (Romani).

Adipositas, metabolisches Syndrom und Typ-2-Diabetes mellitus sind drei miteinander zusammenhängende Zustände in der Gruppe der „niedriggradigen“ systemischen Entzündungen. Magnesiummangel ist bei fettleibigen Menschen weit verbreitet und tritt häufig bei Patienten mit Diabetes oder metabolischem Syndrom auf. Magnesiummangel verändert die Darmmikrobiota und führt sowohl direkt als auch indirekt zu chronischen Entzündungen (Lobionda et al.).

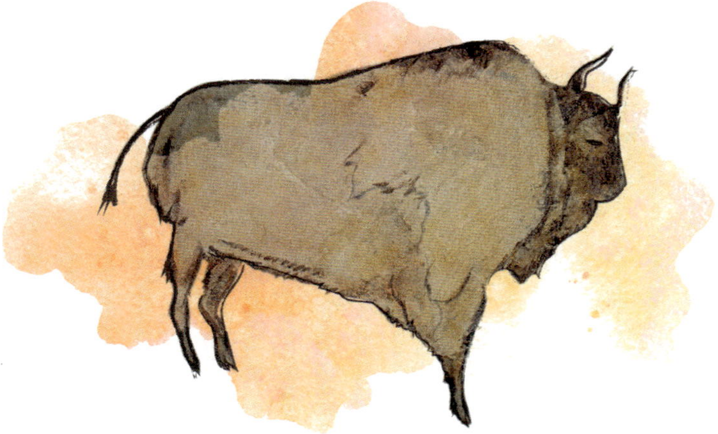

Bild 11: Das Thema Jagd und Nahrung nahm einen wichtigen Platz in der primitiven Kunst ein, die an den Höhlenwänden hergestellt wurde.

WIR HABEN UNSERE FÄHIGKEIT VERLOREN, VITAMIN C ZU PRODUZIEREN

Die meisten Pflanzen und Tiere synthetisieren Ascorbinsäure für ihren eigenen Bedarf. Es wurde vermutet, dass Menschen aus evolutionären Gründen die Fähigkeit verloren haben, Vitamin C zu produzieren. Es wurde gezeigt, dass Säugetiere, die vor etwa 100 Millionen Jahren lebten, tatsächlich in der Lage waren, Vitamin C zu synthetisieren. Dies steht im Gegensatz zur natürlichen Selektion, die Eigenschaften betont, die positiv zum Überleben beitragen.

Es wurde angenommen, dass Menschen zu lange Lebensmittel mit hohem Vitamin-C-Gehalt in ihre Ernährung aufgenommen haben. Die Mutation in den an der Vitamin-C-Synthese beteiligten Genen verursachte keine schwerwiegenden Funktionsmängel, die zur Weitergabe des mutierten Genotyps an die nächste Generation führten. Dieser Prozess führte zu einem dauerhaften Verlust der Vitamin-C-Biosynthese beim Menschen, und der Mensch wurde abhängig von Vitamin C in der Nahrung.

Es ist seit langem bekannt, dass Raucher einen niedrigeren Vitamin-C-Spiegel haben als Nichtraucher. Dies ist teilweise auf die oxidierenden Eigenschaften von Tabak zurückzuführen. Dadurch kommt es zu einer Erhöhung des Vitamin-C-Zyklus. Rauchern wird empfohlen, zusätzlich 35 mg Vitamin C pro Tag einzunehmen. Ausreichende Mengen an Vitamin C sind für den normalen Heilungsprozess notwendig. Dies ist besonders wichtig für postoperative Patienten, da in der postoperativen Zeit eine schnelle Gabe von Vitamin C im Wundgebiet erforderlich ist.

Basierend auf klinischen Studien beträgt die empfohlene Vitamin-C-Dosis für eine zelluläre Sättigung und einen optimalen Nutzen bei gesunden Personen 100-120 mg/Tag (Abbildung 12).

Beim Lipödem besteht keine Diuretik (harntreibende) Arzneimittelindikation. Diuretika können ein Elektrolytungleichgewicht verursachen. Sie können auch Schmerzsymptome verstärken. Diuretika sollten nur bei Salz- und Wassereinlagerungen aufgrund von Herz- oder Nierenproblemen angewendet werden. Die Entwicklung idiopathischer Ödeme bei Frauen wurde weitgehend dem Missbrauch von Diuretika zugeschrieben. Ödem verschlimmert sich nach Absetzen des Diuretikums.

Herbst empfiehlt, dass Metformin bei Frauen mit Lipödem im Stadium 2 und Stadium 3 in Betracht gezogen werden sollte, wenn auch eine Fettgewebsfibrose vorliegt. Derselbe Autor schlägt auch vor, dass das Einlegen von Zitronen oder anderen Zitrusfrüchten in Wasser vor dem Trinken eine Möglichkeit ist, Diosmin den ganzen Tag über zu erhalten. Diosmin ist ein Bioflavonoid, dass in Zitrusfrüchten vorkommt und traditionell zur Behandlung von Entzündungen im Zusammenhang mit chronischer venöser Insuffizienz empfohlen wird. Frauen mit Schweregefühl in den Beinen, Ödemen, chronisch venöser Insuffizienz oder Lipödemen der Stadien 2 und 3 berichteten, basierend auf den Erfahrungen des Autors, dass sie unter Diosmin weniger Schmerzen und stärkere Schwellungen verspürten.

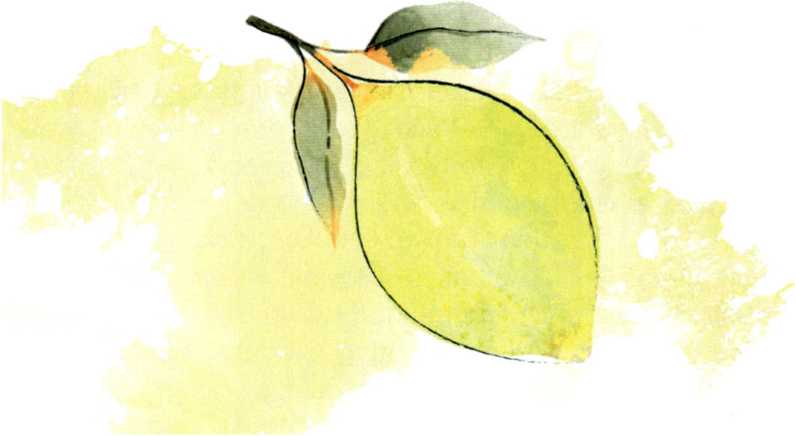

Bild 12: Im Laufe unserer Entwicklung verloren wir unsere Fähigkeit, Vitamin C zu synthetisieren.

SPONTANE KÖRPERLICHE AKTIVITÄT

Da Jäger und Sammler nicht von der Landwirtschaft abhängig waren, nutzten sie Mobilität als Überlebensstrategie. Der Lebensstil der Jäger und Sammler erforderte den Zugang zu großen Landflächen, um die Nahrung zu finden, die sie zum Überleben brauchten (Oppezzo M, Schwartz DL). Dies machte eine langfristige Besiedlung unpraktisch, und die meisten Jäger und Sammler waren Nomaden. Die Größe der Jäger- und Sammlergruppen reichte von einer großen Familie bis zu einer Gruppe von etwa 100 Personen.

Vor dem Aufkommen von Landwirtschaft und Zivilisation waren alle Nomaden unterwegs. Die Umgebungen, in denen sich die frühen Menschen entwickelten, waren oft rau, und daher war ihr Lebensstil körperlich anstrengend. Jäger und Sammler machten normalerweise mindestens 16.000-17.000 Schritte pro Tag an der frischen Luft, und Herz-Kreislauf-Erkrankungen waren selbst bei älteren Menschen des Stammes selten (Kaplan et al.). Noch heute existiert im Nordosten Tansanias eine Gruppe von Jägern und Sammlern. Sie verbringen ihre Tage damit, 8 bis 12 Kilometer zu Fuß zu gehen, auf Bäume zu klettern und Wurzelgemüse (Pontzer) zu graben. Sie waren auch unterwegs, suchten nach Nahrung, sammelten Honig, Früchte, Nüsse, Samen und andere Pflanzen. Ein bewegungsbasierter Lebensstil war Teil ihres täglichen Lebens und erforderte den Kraftaufwand in Form von Laufen, Schleichen, Sprinten, Klettern oder Anlehnen, um Groß- oder Niederwild zu fangen.

Die großen Denker der Geschichte haben sich die kognitiven Vorteile der Bewegung zunutze gemacht, weil Gehen den freien Fluss von Ideen ermöglicht. Darwins Tagesausflüge spielten eine wichtige Rolle bei der Entwicklung seiner Ideen und der Neuordnung von Konzepten. Er ging mit seinem Hund auf einem von Eichen gesäumten Weg, der größtenteils mit Moos bedeckt war. Er nannte es „Die Denkweise“. Aristoteles pflegte seine Lektionen im Gehen zu machen. Beethoven arbeitete oft im Gehen. Wenn er inspiriert war, trug er wie so oft einen Stift und Notenblätter bei sich.

Ich hatte eine Patientin im zweiten Stadium, sie kam 6 Monate nach ihrer Operation zur Kontrolle zu mir. Sie klagte über abendliche Ödeme. Ich fragte ihr, was sie tagsüber mache. Sie saß den ganzen Tag bei der Arbeit, ging aber regelmäßig ins Fitnessstudio. Ihr Trainer ließ sie 45 Minuten lang Seil springen. Neben den falschen Übungen war auch der Lebensstil falsch. Das hat ihr mehr geschadet als genützt. Frühzeitige degenerative Veränderungen der Gelenke, insbesondere des Knies (durch Fehlbelastung und Übergewicht), sind bei Patienten mit Lipödem recht häufig.

3-4 mal pro Woche Sport zu treiben gibt uns nicht das Recht auf ein sitzendes Leben. Wir müssen uns den ganzen Tag über regelmäßig bewegen – am besten jede Stunde. Sie sollten immer in Bewegung sein, dies wird oft als spontane körperliche Aktivität bezeichnet.

Viele unserer Körperfunktionen sind auf motorische Aktivität angewiesen, um sie am Laufen zu halten. Zum Beispiel benötigt das Lymphsystem, körperliche Bewegung. Das Lymphsystem transportiert Körperflüssigkeiten, Blutzellen und Lipide ab und fungiert als Drainagesystem. Das Lymphsystem überträgt Lymphflüssigkeit direkt über dem Schlüsselbein in den Blutkreislauf. Es kann sich leicht ansammeln und stagnieren, wenn wir die Lymphflüssigkeit trotz der nach unten ziehender Wirkung der Schwerkraft nicht ständig bewegen. Längere Inaktivität kann zu Kreislaufproblemen beitragen, die aus dem Verlust der Gefäßintegrität resultieren, wie Ödeme, Cellulite, Krampfadern, Hämorrhoiden und Divertikulitis.

Es gibt drei spezielle „Pumpen“, die den Kreislauf in unseren Beinen unterstützen: die Fuß pumpe, die dabei hilft, die Unterschenkelvenen zu füllen, die Oberschenkelpumpe, die die Venen allgemein unterstützt, und die Wadenpumpe, die für einen großen Schub verantwortlich ist. Diese Pumpen helfen dabei, das Blut aus den Beinvenen in die Lunge und das Herz zurückzuführen. In einem gesunden Gefäßsystem schickt der Wadenmuskel bei jeder Kontraktion etwa 70 % des Blutes in den Beinen zum Herzen. Wenn sich der Wadenmuskel entspannt, füllen sich die tieferen Venen in den Beinen mit Blut.

Die Wadenmuskelpumpe funktioniert am besten während des Trainings. Nicht zuletzt deshalb spielt regelmäßiges Gehen eine so wichtige Rolle, um die Durchblutung der Beine aufrechtzuerhalten und Krampfadern in den Beinen vorzubeugen.

Im Ruhezustand ist die Venenpumpe nicht aktiv. Wenn wir uns von einer sitzenden Position in eine stehende Position bewegen, beträgt der Druck der Blutsäule unter dem Einfluss der Schwerkraft etwa 80 mm Quecksilbersäule. Nach einer bestimmten Anzahl von Schritten (ca. 10-25 Meter) fällt der Knöcheldruck auf 30 mm Quecksilbersäule ab.

Andere Pumpmechanismen sind Waden- und Oberschenkelpumpen und Diaphragma. Der Grad der Schwellung kann mit dem schlechten Pumpmechanismus zusammenhängen. Eine der Beschwerden, die ich manchmal von Lipödem-Patienten höre, sind Ödeme, die auch in der postoperativen Zeit nicht vollständig verschwinden. Es wird vermutet, dass die Stimulation der Mechanorezeptoren an den Fußsohlen und der tiefen Wadenmuskulatur (Soleus) diesen Zustand verbessern kann. Die Aktivierung der Wadenmuskulatur erhöht nicht nur den Rückfluss und senkt den Venendruck, sondern fördert auch den Lymphabfluss.

Wie gerade beschrieben, ist die Plantarvenenpumpe die einzige Pumpe, die bis zur Wade wirksam ist, wo sie von der Wadenpumpe des Soleus-Muskels angetrieben wird.

Die Motivation zum Handeln kann schwierig sein, da wir leicht verfügbare Nahrung, dauerhaften und zuverlässigen Unterschlupf, keine Raubtiere mehr und Transportmittel haben, um uns in Bewegung zu halten. Die beste spontane körperliche Aktivität, die wir in Ihrem Leben berühren können, ist das Laufen.

Laufen ist die natürlichste Aktivität und die einzige nachhaltige, dynamische Aerobic-Übung, die allen gemeinsam ist. Keine besonderen Fähigkeiten oder Ausrüstung erforderlich. Gehen bietet seine vielseitigen Vorteile mit minimalen Nebenwirkungen.

Körperliche Aktivität und Bewegung in natürlichen Umgebungen wie Parks und Wäldern („Grünflächen") sowie Flüssen, Seen, Stränden und dem Meer („blaue Flächen") sind für Gesundheit und Wohlbefinden sehr zu empfehlen. Das Training im Freien auf natürlichen Oberflächen (denjenigen, aus denen wir uns entwickelt haben) trainiert mehr Muskeln und verbessert Ihr Gleichgewicht.

Regelmäßige körperliche Aktivität schützt vor einer Vielzahl von chronischen Erkrankungen, die mit leichten Entzündungen einhergehen, und kann als Behandlung nützlich sein. Obwohl Bewegung die Fettansammlung beim Lipödem nicht reduziert, ist es heute bekannt, dass sie die Symptome verbessern kann und als unterstützende Behandlung eingesetzt wird. Jüngste Ergebnisse zeigen, dass körperliche Aktivität einen Anstieg der systemischen Spiegel einer Reihe von Zytokinen mit entzündungshemmenden Eigenschaften verursacht. Der Skelettmuskel wurde kürzlich als ein endokrines Organ definiert, das Zytokine (auch Myokine genannt) produziert und freisetzt.

MEERESTHERAPIE

Alte Ärzte verschrieben ihren Patienten Meeresluft. Meeresluft hat sicherlich eine therapeutische Wirkung, aber wir sollten sie nicht auf frische Meeresluft oder Schwimmen beschränken. Die Meerestherapie hat mehr zu bieten, als man denkt. Das Hören der rhythmischen Wellen des Meeres hat auch gesundheitliche Vorteile. Den Horizont zu sehen, kann sehr inspirierend sein. Das Beobachten des Sonnenauf- und -untergangs hilft Ihnen, Ihren circadianen Rhythmus anzupassen. Sport ist gut für ihren Körper, genauso wie Meditation gut für ihren Geist ist. Es wird gesagt, dass das Kunstmachen oder sogar das Betrachten von Kunst eine Verbindung zwischen Geist und Körper schafft. Sie können sich sonnen, ohne zu rot zu werden. Unsere Vorfahren waren sicherlich einem hohen Maß an Sonnenlicht und UV-Strahlung ausgesetzt, und in der Gegend, in der sie lebten, gab es keine Luftverschmutzung, und sie verwendeten im Allgemeinen keinerlei Kleidung oder Sonnencreme, um sich vor der Sonne zu schützen. Es wurde nachgewiesen, dass die Exposition der Haut gegenüber Schmalband-UVB-Licht zu einer Erhöhung der Biodiversität der Darmmikrobiota führt (Bosman et al.). Der menschliche Lebensstil, der mit der Sonneneinstrahlung verbunden ist, sollte als eine Kraft angesehen werden, die das Darmmikrobiom reguliert. Dies ist eine neue Haut-Darm-Achse, die mit Gesundheit und Krankheit in Verbindung gebracht wird.

Wie Jäger und Sammler müssen Sie der Natur nahe sein. Bird-David definiert Jäger und Sammler als Individuen, die die Welt als „integriertes Wesen“ sehen und sich selbst als Teil der Natur betrachten. Die Aktionen, die durch das Einatmen der sauerstoffreichsten Meeresluft ausgeführt werden, sind echte Aerobic-Übungen. Es ist nicht vergleichbar mit dem Laufen auf einem Laufband in der stickigen Atmosphäre des Fitnessstudios.

Bild 13: Das Leben begann in den Meeren.
Deshalb spendet das Meer Leben.

Jäger und Sammler müssen nicht nur mit sich selbst, sondern auch mit ihrer Umwelt im Einklang leben. Das bedeutet, dass niemand zu viel bekommen darf: Essen, Eigentum, Macht. Dies kann nicht nur das Gleichgewicht der Gruppe, sondern auch der Umwelt stören. Der Natur kann der Weg zur Erneuerung versperrt werden.

Es hat sich gezeigt, dass Erdung (d. h. direkter Kontakt des menschlichen Körpers mit der Erde) akute und chronische Entzündungen reduziert. Es hat sich auch gezeigt, dass es eine symptomatische Linderung bei chronischen Muskel- und Gelenkschmerzen, eine Verringerung des allgemeinen Stressniveaus und Anspannungen, eine Steigerung der positiven Stimmung, eine Verbesserung der Herzfrequenzvariabilität und eine Verbesserung der Immunantwort bewirkt.

Die ideale Sportart beim Lipödem ist Schwimmen. Die Muskelaktivität findet dabei in horizontaler Position statt, sodass bei aufrechter Körperhaltung keine Ödeme (orthostatisches Syndrom) drohen. Im Vergleich zu anderen Sportarten belastet Schwimmen den Körper kaum, entlastet die Gelenke, steigert die Körperkraft und baut Körperfett ab. Es behandelt auch Blutfette, die Herz-Kreislauf-Erkrankungen verursachen. Schwimmübungen regulieren das dopaminerge Belohnungssystem, um die fettreiche Nahrungsaufnahme zu reduzieren und dadurch das Körpergewicht zu kontrollieren, um Fettleibigkeit zu verhindern. Es kann das metabolische Syndrom auf mehr als eine Weise verbessern.

Schwimmen ist eine der ältesten und grundlegendsten motorischen Fähigkeiten des Menschen. Menschen haben wahrscheinlich damit begonnen, Tierbewegungen (wie Hunde) nachzuahmen, um zu schwimmen. 10.000 Jahre alte Felsmalereien haben gezeigt, dass Menschen wie Brustschwimmer oder Hunde schwimmen.

Eine meiner Lipödem-Patienten (eine meiner Lipödem-Lehrerinnen!) kam aus der nördlichen Ägäis-Region der Türkei. Nach der Operation erklärte er, wie das kalte Meerwasser seine Ödeme reduzierte. Das Meer, das Wasser aus den kalten Flüssen des Berges Ida erhält, hat eine einzigartige Qualität. Er sprach tatsächlich von einer Outdoor-Hydrotherapie auf See. Die Aqua-Lymphtherapie reduziert das Gliedmaßenvolumen bei Lymphödemen erheblich. Der Wasserdruck fördert den Lymphabfluss. Schwimmen reduziert die Belastung der Gelenke der unteren Gliedmaßen und das Risiko zukünftiger orthopädischer Komplikationen.

Das Schwimmen in kaltem Wasser hat in den nördlichen Ländern eine lange Tradition. Menschen, die aufgrund von Unterkühlung an diese Umgebung nicht gewöhnt sind, sind jedoch einem Risiko von Herzproblemen ausgesetzt.

Es gibt zunehmend Hinweise darauf, dass Winterschwimmer widerstandsfähiger gegen bestimmte Krankheiten und Infektionen sind und seltener und mit milderem Schweregrad davon betroffen sind. Die Inzidenz von Infektionen der oberen Atemwege bei Winterschwimmern ist um 40 % geringer als in der Kontrollgruppe (Abbildung 13).

Übergewichtige Menschen haben oft Schwierigkeiten, körperliche Aktivitäten zu finden, die ihnen helfen, in Form zu kommen und aktiv und gesund zu bleiben. Eine hohe Körpermasse erschwert viele Bewegungen, und übergewichtige Menschen sind aufgrund der Masse, die sie bei jeder Bewegung manipulieren müssen, viel wahrscheinlicher verletzt. Aber Schwimmen ist definitiv einfacher, wenn man dick ist. Dicke Menschen schwimmen besser als dünne, was von Vorteil sein kann. Zusätzliches Fett verringert die Gesamtdichte und erhöht den Auftrieb, was die Reibung und damit die Geschwindigkeit verringert.

VAGUSTONUS

Wenn Jäger und Sammler auf eine lebensbedrohliche Situation stoßen, beispielsweise wenn sie von einem Raubtier angegriffen werden, wird das sympathische Nervensystem aktiviert und initiiert die neurobiologischen Reaktionen, die zur Abwehr von Feinden erforderlich sind. Stress war notwendig, damit Menschen einem Raubtier entkommen konnten. Die Definition von „Kampf oder Flucht" wird verwendet, um den Zustand der Bedrohung zu beschreiben.

Dieser „Kampf-oder-Flucht"-Mechanismus ist in unser Nervensystem eingebaut. Wenn es zum falschen Zeitpunkt ausgelöst wird, kann es zu Panikattacken wegen erhöhtem Blutzucker, Adrenalinproduktion und verändertem Kreislauf usw. einschließlich Körperveränderungen kommen. Unsere Vorfahren waren den chronischen Stressoren der heutigen Welt nicht ausgesetzt. Sie hatten keine überladenen Zeitpläne, Pendelwege, unrealistische persönliche Erwartungen aufgrund des Medienbombardements, stressauslösende Probleme durch die Medien, ineffiziente Bürokratien und sozialen Druck, die Erfolgsleiter zu erklimmen. Jäger und Sammler erholten sich vom Stress des Kampfes oder der Flucht und kehrten ohne nachteilige gesundheitliche Auswirkungen schnell zur Normalität zurück.

Wie alle lebenden Organismen pflegen Menschen eine dynamische Homöostase, die ständig durch interne und externe Stressoren herausgefordert wird. Die Kampf-oder-Flucht-Reaktion repräsentiert die archaische physiologische Reaktion auf eine Bedrohung durch ein Notsignal. Die Gefahren und Stressfaktoren, die unsere paläolithischen Vorfahren betrafen, waren plötzliche Ereignisse in relativ kurzer Zeit. Gefährliche Situationen wurden oft in Minuten, Stunden oder Tagen gelöst.

Moderne Gefahrensignale wirken sich chronisch auf das Immunsystem des Menschen aus. Dieser anhaltende Zustand einer leichten Entzündung gleicht einer Epidemie nicht übertragbarer Krankheiten in den westlichen Gesellschaften.

Während der Agrarrevolution verwandelte sich der kommunale Jäger-Sammler-Lebensstil schnell in hierarchische Agrargesellschaften. Die landwirtschaftliche Revolution war ein Schlüsselfaktor für chronischen, psychischen Stress. Das flächendeckende Aufkommen vieler sozialer Rollen, der Druck, den sozialen Status und die Infrastruktur zu erhalten oder zu verbessern, die hohe Bevölkerungsdichte, die durch die Agrargesellschaft ermöglicht wurde, verstärkte die negativen Auswirkungen von Infektionskrankheiten und Parasiten auf die Bevölkerung erheblich und verursachte so mehr chronischen Stress.

Unser Körper weiß, wie er mit akuten Stressphasen umgeht. Die ausgeschütteten Stresshormone helfen Ihrem Geist und Körper, mit der Situation fertig zu werden. Kurze Stressausbrüche, wie morgens aufstehen oder Sport treiben, können förderlich sein.

Chronische psycho-emotionale Stressoren lösen ein archaisches Stresssystem aus (Kampf-Flucht-Modus). Unser Körper ist nicht darauf ausgelegt, ständig aktiviert zu werden. Dieser chronische Alarmzustand kann eine Vielzahl von Stresshormonen auslösen, die zu erhöhtem Blutdruck, Funktionsstörungen der Keimdrüsen und Fettleibigkeit führen und gleichzeitig den klinischen Zustand vieler vorbestehender endokriner Störungen verschlechtern.

Strecken Sie Ihre Arme horizontal aus. Ihre Schultermuskulatur widersteht leicht der Schwerkraft über dem Gewicht zuerst. Wenn sich Milchsäure ansammelt, führt dies zu Muskelermüdung und zwingt Ihren Arm zum Fallen. Dies ist eine Nachahmung des mentalen Grübelns. Die Figur in Rodins „Der Denker“ sitzt auf einem Felsen, vornübergebeugt, den Rücken gebeugt, das Kinn in die Hand gestützt, blickt nachdenklich nach unten. Dies wird als mentales Wiederkäuen bezeichnet, da der Akt des sich wiederholenden Denkens dem Verhalten von „Wiederkäuern“ ähnelt. Sich mit etwas Unangenehmem zu beschäftigen, bringt dich runter. Es ist ein bekannter Risikofaktor für das Auftreten schwerer Depressionen und Angstsymptome bei Jugendlichen und Erwachsenen. Es gibt ein bekanntes Sprichwort in der traditionellen chinesischen Medizin: „Überdenken verbraucht Energie“. Psychischer Stress führt zu einem Anstieg von Cortisol, was zu einem erhöhten Appetit und einer erhöhten Nahrungsaufnahme führt. Dieses Phänomen trägt negativ zur derzeitigen Adipositas-Epidemie bei.

Die Menschen sind mit dem Leben überfordert, und dies kann zu chronischem Stress führen, der Körper und Geist müde macht. Diogenes von Sinop sieht ein Kind, das mit seiner Handfläche aus dem Brunnen trinkt. Plötzlich steht er auf und wirft seinen einzigen Besitz, den Becher, gegen die Wand und zerschmettert ihn in kleine Stücke. „Das brauche ich auch nicht!“ sagt er. Seine Tat ist das extremste Beispiel für ein einfaches Leben, das die Grundvoraussetzung für Glück ist. Mehr Objekte und ein komplexeres Leben bedeuten chronischen Stress.

Störche sind angesehene Vögel in der anatolischen Kultur. Sie finden eine Säule aus warmer Luft und gleiten einfach ohne große Anstrengung dahin. Zu viel Kampf ist mit chronischem Stress verbunden. Das Leben muss in einem sanften Rhythmus weitergehen wie Jäger und Sammler.

Eines Tages will der sture Esel von Great Nasreddin nicht in die Richtung gehen, die er will. Jemand fragt ihn: „Wohin gehst du?“. Nasreddin Hodja sagt „Wo mein Esel hin will. Daraus können Sie die Botschaft ableiten: „Kämpfe nicht mit dem Leben, lass es Dinge für dich tun.“

Der Vagusnerv ist ein lebenswichtiger Teil des parasympathischen Nervensystems: „Ruhe und verdau“. Lachen hat nicht nur zu sagen „fühlt sich gut an“, sondern hat positive physiologische Wirkungen, die gemessen werden können. Rituale wie Gesänge,

Gebete und Tänze sind praktische Übungen der vagalen Pfade in der Menschheitsgeschichte. Dieser Nerv ist das sensorische Netzwerk, das dem Gehirn, insbesondere dem Verdauungssystem (Magen und Darm), Lunge und Herz, Milz, Leber und Nieren, mitteilt, was in unseren Organen vor sich geht.

Stressniveaus in den meisten modernen Industriegesellschaften unterscheiden sich quantitativ oder qualitativ von denen in unserer frühen evolutionären Vergangenheit. Psychischer Stress ist überlebenswichtig. Bereitet den Körper auf Krisen vor. Chronischer psychischer Stress kann zu einer Vielzahl von allergischen, autoimmunen und entzündlichen Erkrankungen führen.

Einfach ausgedrückt: Das sympathische Nervensystem ist der „Kampf-oder-Flucht"-Arm des Nervensystems, und der Parasympathikus ist die „Ruhe- und Verdauungs"- oder „Fütterungs- und Zucht"-Seite. Sympathische Stimulation ist großartig, wenn wir hart arbeiten müssen und etwas manische Energie brauchen, aber es sollte nicht zu viel in Ihrem täglichen Leben sein. Da der Vagusnerv für die Darm-Hirn-Verbindung und andere Verbindungen im Körper von entscheidender Bedeutung ist, besteht ein erhöhtes Risiko für Erkrankungen wie Magen-Darm-Probleme, Herzerkrankungen, Depressionen und Angstzustände, wenn der Vagusnerv nicht richtig funktioniert.

Wenn sich jedoch ein Panther nähert, wäre es sinnvoll, das sympathische System zu stimulieren. Wenn die Bedrohung für unsere Vorfahren weg ist, verschwindet der „Kampf-und-Flucht"-Mechanismus. Der moderne Mensch hingegen erlebt die Bedrohung durch den Panther weiterhin in seinen Träumen oder in seinem täglichen Leben.

Der Vagusnerv bringt eine Vielzahl von Signalen aus dem Verdauungssystem und den Organen zum Gehirn und umgekehrt. Wegen seiner langen Wegstrecke im menschlichen Körper wird er auch als „Reisenerv" bezeichnet.

Die Mikrobiota, der Darm und das Gehirn kommunizieren auf bidirektionale Weise unter Einbeziehung des autonomen Nervensystems über die Mikrobiota-Darm-Gehirn-Achse. Der Vagusnerv kann Mikrobiota-Metaboliten wahrnehmen und diese Darminformationen an das zentrale Nervensystem weiterleiten und dann eine angemessene oder unangemessene Reaktion hervorrufen. Daher wird er aufgrund seiner Rolle im inneren Wahrnehmungsbewusstsein als der sechste Sinn angesehen.

Über Vagusnervenfasern wurde ein entzündungshemmender Weg beschrieben, der Entzündungen und Darmpermeabilität reduzieren und dadurch möglicherweise die Mikrobiota regulieren kann. Es wäre von Interesse, die Homöostase in der Mikrobiota-Darm-Hirn-Achse über die Vagusnervstimulation wiederherzustellen.

Wir können davon ausgehen, dass Patienten mit Lipödem einen niedrigen Vagustonus haben. Chronische Entzündungen wurden mit einem niedrigen Vagustonus in Verbindung gebracht. Der Kiefer ist sowohl mit dem Trigeminus- als auch mit dem Vagusnerv verbunden. Die Verringerung der Kieferspannung hilft, den Vagustonus wiederherzustellen. Ebenso ist es hilfreich, den Nacken zu entspannen. Ein echtes Bauchlachen, bei dem der Kopf länger als 3 Sekunden zurückgeworfen wird, aktiviert den Vagusnerv, reguliert die Leukozyten- und Zytokinentwicklung und stärkt die Immunfunktion für drei Tage und hat eine analgetische Wirkung.

Ich erinnere mich an einen über 50-jährigen Patientin mit einer Familiengeschichte von fortgeschrittenem Lipödem. Die Schwellung war auf den Knöchel beschränkt. Ich habe ihre Vergangenheit nach einem Hinweis durchforstet, der den Fortschritt behindert. Es gab nichts Besonderes an ihrem Lebensstil. Was mir auffiel, war ihre humorvolle positive Psychologie. Mit anderen Worten, sie hatte einen hohen Vagustonus.

Hier ist ein Beispiel für eine positive Sichtweise aus unserer Kultur, die den Vaguston verstärkt: Eines Tages hört man in jeder Ecke der Stadt Nachrichten über den verlorenen Esel von Nasreddin Hodscha. Die Nachbarn waren verärgert, als sie das hörten und beschlossen, zum Haus des Hodschas zu gehen und ihm zu helfen, seinen Esel zu finden. Als sie dort waren, sahen sie, dass er glücklich war und Gott dankte. „Bist du nicht traurig, dass du deinen Esel verloren hast?“ sagten sie. Nasreddin Hodja lachte und sagte: „Ich bin glücklich, weil Gott mir geholfen hat. Als der Esel verloren ging, ritt ich nicht darauf, sonst wäre ich auch verloren gegangen“.

Zwerchfellatmung ist definiert als langsames und tiefes Atmen durch die Nase unter Verwendung des Zwerchfells bei minimaler Brustbewegung. Üblicherweise atmen die Praktizierenden etwa sechs Sekunden lang ein und aus. Im Gegensatz zum Blut wird das Lymphsystem nicht vom Herzen gepumpt, sondern ist auf die Wirkung des Zwerchfells angewiesen. Es hat sich gezeigt, dass die Zwerchfellatmung von Sportlern nach dem Training die antioxidative Aktivität erhöht und oxidativen Stress reduziert. Zwerchfellatmung hat Potenzial als nicht-pharmakologische Behandlung für Patienten mit Belastungsstörungen und chronischen Atemwegserkrankungen. Er berichtete, dass langsames Atmen mit acht Atemzügen pro Minute das Gleichgewicht der parasympathischen Nervenaktivität dominierte (Chang et al.).

Die Patienten erwarten von uns wundersame Ratschläge. „Das Wunder steckt in den kleinen Dingen des Alltags.“ Die Zwerchfellatmung ist einfach durchzuführen, aber schwer zur Gewohnheit zu machen. Es erinnert mich an den berühmten Mystiker Bayazid Bastami, der den größten Teil seines Lebens in Anatolien verbrachte. Als er jung war, bat er Gott in all seinen Gebeten: „Gib mir Energie, damit ich die ganze Welt verändern kann.“ Obwohl ihn viele missverstanden haben, hatte er einen revolutionären Standpunkt. Als er reifer wurde, begann er so zu beten: „Das Leben vergeht schnell. Das Leben gleitet aus meinen Händen. Fast die Hälfte meines Lebens ist vorbei und ich konnte keinen einzigen Menschen ändern.“ Er bat Gott erneut: „Gib mir die Kraft, meine Familie zu ändern. Das ist genug für mich.“ Als er älter wurde, erkannte er, dass es zu viel war, seine Familie zu ändern. Wenn er sich ändern könnte, wäre das genug. Er betete erneut zu Gott: „Jetzt bin ich am richtigen Punkt angelangt. Ich möchte mich ändern." Gott antwortete: „Du hast keine Zeit mehr. Das hättest du früher sagen sollen. Früher gab es eine Möglichkeit."

MIKROBIOTA

Mikrobiota bezieht sich auf die mikrobiellen Gemeinschaften, die im und auf dem menschlichen Körper leben. Der menschliche Magen-Darm-Trakt enthält mehr als 100.000 Milliarden Mikroorganismen mit 100-mal mehr Genen als unser Genom, weit mehr als die Zellen unseres Organismus. Mikrobiom bezieht sich auf das kollektive Genom aller im menschlichen Körper vorkommenden mikrobiellen Zellen.

Die genaue Anzahl der Bakterien im menschlichen Körper ist umstritten, aber allgemein wird angenommen, dass auf jede menschliche Zelle mindestens 10 Bakterienzellen kommen (Ley et al.).

Namen, die auf diesem Gebiet arbeiten, haben es dazu veranlasst, uns als „Superorganismen" zu beschreiben, die sowohl aus menschlichen als auch aus mikrobiellen Zellen bestehen. Diese Mikroben leben in verschiedenen Körperorganen, einschließlich Mund, Darm, Genitalien und Haut. Wir bieten Nahrung, Unterschlupf und einen sicheren Lebensraum für Bakterien. Sie wiederum produzieren Nährstoffe für den Körper, einschließlich kurzkettiger Fettsäuren. So reduziert es Entzündungen im Darm, hilft bei der Aufnahme von Kalzium aus den Darmzellen in den Blutkreislauf und senkt das Darmkrebsrisiko.

Die intestinale mikrobielle Synthese bestimmter Aminosäuren wie Leucin, Lysin und Threonin wurde ebenfalls nachgewiesen.

Menachinon sind produzierte Formen von Vitamin K, die von der Darmmikrobiota produziert werden. Vitamin B-12 wird von Bakterien in der menschlichen Darmmikrobiota synthetisiert und verwendet und ist für mehr als ein Dutzend Enzyme in Bakterien erforderlich.

Bakterien spielen eine wichtige Rolle in verschiedenen physiologischen Mechanismen unseres Körpers. Das Darmmikrobiom hat Schutz-, Struktur- und Stoffwechselfunktionen in der Darmschleimhaut.

Unsere Ernährungsmuster ermöglichen es, die Zusammensetzung und Dominanz bestimmter mikrobieller Arten im Darm zu beeinflussen. Nahrungsbestandteile haben einen erheblichen Einfluss auf die Darmmikrobiota und beeinflussen ihre Zusammensetzung in Bezug auf Reichhaltigkeit und Vielfalt. Eine hohe Aufnahme von tierischem Eiweiß, gesättigten Fettsäuren, Zucker und Salz kann das Wachstum pathogener Bakterien stimulieren, was zu möglichen Veränderungen der Darmbarriere führen kann.

Die Bakterien im Darm ernähren sich auf einfache Art und Weise von Stoffen, die der menschliche Körper nicht verwerten kann. Mit anderen Worten, unverdauliche Nahrungsbestandteile sind echte Nahrung für kommensale Bakterien im Darm. Die Hauptnahrungskomponente, die die Zusammensetzung und Aktivität der Darmmikrobiota beeinflusst, ist definitiv Ballaststoffe. Jüngste Studien deuten darauf hin, dass Bewegung die Anzahl nützlicher mikrobieller Arten erhöhen und bereichern kann (Bermon et al.). Bewegung kann die Vielfalt der Mikroflora bereichern.

Ernährung und Symbiose, also das kommune Leben, die sich gegenseitig befruchtet, sind die beiden wesentlichen Aspekte dieser Harmonie. Eine Störung der Symbiose zwischen Wirts- und Darmmikrobiota, die zu immunmetabolischen Störungen führt, wird als Dysbiose bezeichnet. Dysbiose ist ein Zustand instabiler Mikrobiota, der häufig durch Umweltfaktoren wie schlechte Ernährungsgewohnheiten und die Verwendung von Breitbandantibiotika ausgelöst wird, die sowohl pathogene als auch ansässige Mikroben abtöten. Die „guten“ Bakterien können die „schlechten“ Bakterien bei Dysbiose nicht mehr kontrollieren. Konzentration und Vielfalt sind der wichtigste Teil der Darmmikrobiota, die sich im Laufe der Zeit ständig verändert. „Erhöhte intestinale Permeabilität“ wird einen Zustand chronischer, minderwertiger Entzündung verursachen. Dies kann bei Frauen mit einer genetischen Veranlagung zum Lipödem Symptome auslösen. Eine Vielzahl von Faktoren wie Ernährung, Alter, Geschlecht, Lebensphase, Verhalten, ethnische Zugehörigkeit und Krankheiten wurden als Determinanten der Mikrobiota akzeptiert.

Vor 2500 Jahren sagte Hippokrates: „Alle Krankheiten beginnen im Darm." Diese unglaubliche Intuition, die er vorgebracht hat, gilt auch für das Lipödem.

Der Verzehr von Nahrungsmitteln mit hohem Gehalt an gesättigten Fettsäuren, hohem Proteingehalt, Arzneimitteln wie Antibiotika und Luftverschmutzung haben eine ähnliche Wirkung auf Pestizide oder Insekten wie auf die Mikroflora des Bodens. Antibiotika greifen in die natürliche Mikrobiota ein und beeinträchtigen diese stark und töten nicht nur schädliche Bakterien ab, sondern auch den Abbau der natürlichen Mikrobiota.

Der moderne Lebensstil kann eine Störung der biologischen Uhr mit Folgen für den Wirt und die Mikrobiota auslösen. Es hat sich gezeigt, dass verschiedene Merkmale des modernen Lebensstils wie Arbeitsschichten, Stress, Jetlag und ungewöhnliche Ernährungsweisen die biologische Uhr stören. Sogar Luftverschmutzung kann die Darmflora stören. Luftverschmutzung, die ein komplexes Gasgemisch ist, kann in Lebensmitteln eingeschlossen werden, und wir nehmen diese kontaminierten Lebensmittel in unseren Körper auf.

Die meisten menschlichen Krankheiten, die westliche Länder betreffen, sind mit Dysbiose und dem Verlust der mikrobiellen Vielfalt in der Darmmikrobiota verbunden. Der Verlust der Mikrobiota-Vielfalt ist die beständigste Manifestation der Darmdysbiose.

Grundlegende Veränderungen der Ernährungs- und Lebensbedingungen begannen mit der sogenannten „neolithischen Revolution", mit der Einführung der Landwirtschaft und Viehzucht vor etwa 10.000 Jahren. Landwirtschaftliche Gesellschaften bezogen den größten Teil ihrer täglichen Energie aus einem einzigen gekochten Getreidekorn (Cordain). Es wird angenommen, dass Bakterien, die auf unsere Darmflora spezialisiert sind, während der sozialen und demographischen Veränderungen, die mit den ersten neolithischen Siedlungen eintraten, einen intensiven Wandel durchmachten (Mira et al.). Die Umstellung auf die Landwirtschaft könnte auch die Anteile mikrobieller Arten verändert haben. Zahnanalysen aus der Jungsteinzeit haben gezeigt, dass sich die orale Mikrobiota zugunsten kariesverursachender Bakterien verändert hat (Adler et al.). Der Fossilienbestand zeigt, dass unsere Jäger-Sammler-Vorfahren selten Karies hatten, weil ihre Ernährung weitgehend frei von einfachen Zuckern und Stärken war (Richards und Lieberman).

Eine Laktoseintoleranz kann eine Dysbiose verursachen, die die Darmpermeabilität weiter erhöhen kann. Leaky Gut (durchlässiger Darm) wird hauptsächlich durch ein Protein namens Zonulin verursacht. Es gibt Hinweise darauf, dass Gluten eine große Freisetzung von Zonulin verursacht. Wenn die Enge Verbindungen gelockert werden, gelangen die Proteinstrukturen unverdaut in die Blutbahn.

Das Immunsystem reagiert dagegen und verursacht Entzündungen.

Es wurde berichtet, dass hohe Zonulinspiegel bei Fettleibigkeit dazu führen, dass Endotoxine die Darmbarriere passieren, was zu Entzündungen führt.

Diversität ist sehr wichtig für die Gesundheit von Mikrobiota. Wie kann die bakterielle Vielfalt der Wirtsmikrobiota wiederhergestellt werden?

Die Geschichte einer Bäuerin, die ich kennergelernt habe, war wirklich inspirierend, den Begriff Biodiversität im Makrosystem zu verstehen. Sie hatte ein Stück Land gekauft, das aufgrund früherer traditioneller Anbautechniken in schlechtem Zustand war. Traditionelle Landwirtschaft, Pestizideinsatz und Monokulturen hatten die Erde unproduktiv gemacht. Sie ließ den Boden ein Jahr lang brach liegen und verwendete organische Düngemittel, um die Bodenmikroben zu verbessern und den Boden zu nähren. Sie pflanzte Samen, die gegen Krankheiten resistent sind. Sie verwendete Kräuter wie Thymian und Lavendel, um Schädlinge in Schach zu halten. Erst Würmer, dann Marienkäfer, Wespen, Spinnen und einige andere nützliche Insekten tauchten auf und die Natur fand ihr Gleichgewicht wieder. Dies ist die Vielfalt des Lebens, die für gesunde Ökosysteme notwendig ist.

Diese Biodiversität in einem Makrosystem ähnelt der Bakterienvielfalt im Mikrosystem unseres Darms. Einige meiner Patienten sagten, dass ihre Darmprobleme nach der Operation verschwunden seien. Ich erinnere mich deutlich an zwei Patienten, bei denen Autoimmunerkrankungen diagnostiziert wurden und deren Symptome dramatisch zurückgegangen waren. Da im Magen-Darm-Trakt 70 % des Immunsystems angesiedelt sind, kann das Problem des Leaky Gut geheilt werden. Liegt es daran, dass sie sich gesund ernähren, ist es Teil ihres Stoffwechsels nach der Operation oder beides?

Das Hadza-Mikrobiom moderner Jäger und Sammler unterscheidet sich deutlich vom Mikrobiom der Menschen in Industrieländern. Am wichtigsten ist, dass es eine größere taxonomische Vielfalt und eine größere Stabilität aufweist, die Schlüsselmarker für die Gesundheit von Mikrobiota sind.

Butyrat-produzierende Darmbakterien können die Darmpermeabilität reduzieren, indem sie den Zonulinspiegel und Entzündungen reduzieren. Der Verzehr von Walnüssen beeinflusst die Zusammensetzung und Funktion der menschlichen Magen-Darm-Mikrobiota, indem er die Zahl der Butyrat-produzierenden Bakterien erhöht.

Unsere Vorfahren waren allen Arten von Mikroben im Boden ausgesetzt, sie verbrachten den größten Teil des Tages mit den Tieren, sie verwendeten keine Antibiotika, die Mikroben zerstören. Unser Immunsystem, das es gewohnt ist, äußere Feinde zu bekämpfen, stellt sich nicht mehr den Herausforderungen, denen es einmal gegenüberstand. Es greift unsere eigenen Zellen an und führt zu Autoimmunproblemen wie Diabetes, Arthritis, Multipler Sklerose und vielleicht sogar Herz-Kreislauf-Erkrankungen.

Wirt-Mikroben- und Mikroben-Mikroben-Interaktionen auf der Hautoberfläche sind ein weiteres nicht zu unterschätzendes Problem. Die Funktionen von Bakterien in der Haut sind der Funktion der Darmflora sehr ähnlich. Das Hautmikrobiom ist für Hautschutz und Immunprozesse unerlässlich und fungiert als Barriere gegen bestimmte Allergene und Schadstoffe in der Umwelt. In dieser sehr vielfältigen epidermalen Mikrobiota spielen Staphylococcus epidermidis und Staphylococcus hominis nachweislich eine zusätzliche schützende Rolle für unsere Haut. Sie scheiden auch antimikrobielle Peptide aus, die Staphylococcus Aureus, ein pathogenes Bakterium, abtöten. Es wurde berichtet, dass häufiges Waschen die Hautbarriere schwächt und Hautirritationen an den Händen und Veränderungen des Mikrobioms verursacht. Das Darmmodell könnte in naher Zukunft an die Haut angepasst werden, und die Mikrobiota in der Haut könnte ein neuer Schwerpunkt für die Behandlung einiger Krankheiten sein.

Fermentierte Lebensmittel sind von Land zu Land unterschiedlich. In unserer Kultur gibt es neben Rübensaft, Hardaliye[10], Boza[11], eingelegten Oliven, Gurken und Essig aus Gemüse, Obst und Getreide auch Kumys, Tarhana[12], Käse, Butter, Joghurt und Kefir[13], traditionelle fermentierte Lebensmittel, die aus Milch gewonnen werden.

---

10 Hardaliye ist ein milchsäurevergorenes Getränk, das aus Trauben, zerkleinerten Senfkörnern, Sauerkirschblättern und Benzoesäure hergestellt wird.

11 Boza ist ein Wintergetränk aus Hirsegrieß, Wasser und Zucker.

12 Tarhana ist eine vergorene und getrocknete Mischung aus Mehl und Gemüse, die von der persischen Küche bis zu den Küchen im Balkan und Ungarn (zum Beispiel in der albanischen, bosnischen, türkischen oder griechischen Küche) für die Zubereitung von Suppen verwendet wird.

13 Kefir ist ein dickflüssiges Sauermilchprodukt

Präbiotika sind eine Form von Ballaststoffen, die die „freundlichen" Bakterien in Ihrem Darm ernähren. Beispielsweise wirkt Knoblauch als Präbiotikum, indem er das Wachstum nützlicher Bifidobakterien im Darm fördert. Es hilft auch, das Wachstum von krankheitsfördernden Bakterien zu verhindern. Pektin, eine Art löslicher Ballaststoff, macht den größten Teil des gesamten Ballaststoffgehalts eines Apfels aus. Das Pektin in Äpfeln hat präbiotische Vorteile.

Präbiotika gelten als Nährstoffe für Bakterien. Natürlich vorkommende Präbiotika sind in Gemüse, Obst, Vollkornprodukten und ballaststoffreichen Hülsenfrüchten wie Erbsen und Bohnen enthalten. Unverdauliche Nahrungsbestandteile wie Ballaststoffe, die von den Verdauungsenzymen des Wirts nicht abgebaut werden können, sind Nahrung für Bakterien. Das Wort Präbiotikum lässt sich mit Ballaststoffen zusammenfassen. Präbiotika sind unverdauliche Kohlenhydrate für die Bakterien in der Nahrung.

Probiotika werden als lebende Mikroorganismen definiert. Fermentierte Lebensmittel sind definiert als Lebensmittel oder Getränke, die durch kontrolliertes mikrobielles Wachstum hergestellt werden. Daher enthalten sie möglicherweise probiotische Mikroorganismen, aber nicht alle fermentierten Lebensmittel enthalten Probiotika. Einige Lebensmittel durchlaufen Schritte, die Probiotika eliminieren, wie z. B. in Bier oder Wein.

Probiotische Lebensmittel helfen probiotischen Bakterien, unter Bedingungen wie niedrigem pH-Wert oder Gallensäuren zu überleben. Aufgrund ihres Nährwerts und ihrer sauren Natur können sie ein wirksamer Träger für die Abgabe von Probiotika an den Darm sein. Durch Fermentation hergestellte Stoffwechselprodukte haben auch andere gesundheitliche Vorteile. Beispielsweise produzieren Milchsäurebakterien bioaktive Peptide und Polyamine mit potenziellen Auswirkungen auf das Herz-Kreislauf-System, das Immunsystem und den Stoffwechsel. Fermentations- und Milchsäurebakterien können phenolische Verbindungen (wie Flavonoide) in biologisch aktive Metaboliten umwandeln.

Kefir ist das am besten erforschte fermentierte Lebensmittel wegen seiner Auswirkungen auf die Magen-Darm-Gesundheit. Studien belegen, dass der Verzehr fermentierter Lebensmittel vor Stoffwechsel- und Immunsystemerkrankungen schützt.

Einige Lebensmittel werden mit besonderem Interesse betrachtet und sogar als Arzneimittel der Zukunft bezeichnet. Diese speziellen Lebensmittel wurden als „Adaptogene" identifiziert, wofür Knoblauch ein hervorragendes Beispiel ist (Adelman und Haushofer). Hippokrates bezeichnet diese besonderen Lebensmittel als „Deine Nahrung, soll deine Medizin sein".

DAS ZIRKADIANE SYSTEM

Homöostase ist die Fähigkeit, die innere Stabilität in einem Organismus als Reaktion auf Umweltveränderungen aufrechtzuerhalten. Bei der Homöostase verändert das System ständig den pH-Wert von Blutsäure, Blutdruck, Blutzucker, Elektrolyten, Hormonen und Temperatur, damit der Körper überleben und richtig funktionieren kann.

Joghurt entsteht nach einer Reihe von chemischen Reaktionen. Laktose in Milch wird durch Laktobazillen zu Milchsäure fermentiert, wodurch die Proteine in der Milch gerinnen. Milliarden solcher chemischen Reaktionen finden in unserem Körper und in der interstitiellen Flüssigkeit statt, die alle Zellen umgibt, um die Homöostase aufrechtzuerhalten. Die Belastung durch schlechte Angewohnheiten wie Rauchen, übermäßiges Essen, Alkohol, schlechter Schlaf und die damit einhergehende allostatische Belastung verursachen eine Überlastung. Obwohl die Auswirkungen von kurzfristigem Stress reversibel sind, kann chronischer Stress eine dauerhafte Wirkung auf unser Gehirn hinterlassen.

Ein zentraler Grundsatz in der Medizin ist, dass eine wirksame Behandlung gestörte homöostatische Mechanismen wiederherstellen muss. In unserem Körper gibt es einen selbstregulierenden Prozess, der die innere Stabilität aufrechterhält. Wenn die Homöostase nicht erreicht werden kann, kann unser Körper nicht richtig funktionieren; Dieses Ungleichgewicht kann zu Krankheit und sogar zum Tod führen.

Die zirkadiane Koordination, ein entscheidender Teil der Homöostase, ist für ein gutes körperliches und geistiges Wohlbefinden unerlässlich. 1729 bemerkte der französische Wissenschaftler De Mairan, dass die Mimosenpflanze tagsüber ihre Blätter öffnet und nachts schließt. Er stellte die Pflanze über Nacht in einen Schrank. Als er am nächsten Morgen die Schranktüren öffnete, hatten sich die Blätter der Pflanze vollständig geöffnet, obwohl sie an diesem Tag nicht der Sonne ausgesetzt war. Der Wissenschaftler kam zu dem Schluss, dass die Mimose eine Art eingebaute biologische Uhr haben muss, die anzeigt, wie spät es ist.

Die täglichen Veränderungen in der Physiologie aller Arten resultieren aus einem Zeitsystem innerhalb des Organismus, nicht nur aus einer Reaktion auf die 24-Stunden-Änderungen in der physischen Umgebung, wenn sich die Erde um ihre Achse dreht. Diese biologische Uhr ermöglicht es dem Organismus, Veränderungen in der physischen Umgebung, die mit Tag und Nacht verbunden sind, vorherzusehen und sich darauf vorzubereiten, wodurch der Organismus in die Lage versetzt wird, das Richtige zur richtigen Zeit zu tun.

Die wichtigste Schlussfolgerung ist, dass der Körper eine innere Uhr hat, die hauptsächlich durch den Hell-Dunkel-Zyklus der Sonne beeinflusst wird. Die zirkadiane Uhr Ihres Körpers reagiert auf Licht als Wecksignal und auf Dunkelheit als Einschlafsignal. Die Lebensformen auf unserem Planeten haben sich unter dem Einfluss eines täglichen Licht-Dunkel-Wechsels entwickelt.

Viele Prozesse in unserem Körper unterliegen täglichen Schwankungen, einschließlich unserer Körpertemperatur, unseres Blutdrucks und unseres Hormonspiegels. Melatonin erreicht spät in der Nacht seinen Höhepunkt und nimmt morgens ab, während Cortisol morgens seinen Höhepunkt erreicht.

Unabhängig von Hunger, Durst oder anderen Motivationsimpulsen löst der zirkadiane Rhythmus die Cortisol-Erweckungsreaktion aus. Cortisol spielt eine besondere Rolle bei der Synchronisierung des Körpers. Der Cortisolspiegel steigt morgens vor dem Aufwachen autonom an, und vorzugsweise Glukose für das Gehirn und Fettsäuren für die Skelettmuskulatur unterstützen das Nahrungssuchverhalten oder die körperliche Aktivität im Allgemeinen. Am Morgen steigt die Menge an zirkulierender Glukose an, eine Tatsache, die als „Morgendämmerungsphänomen“ bekannt ist. Der Cortisolspiegel steigt unmittelbar nach dem Aufwachen an, bekannt als die „Cortisol-Erwachungsreaktion“. Es wird angenommen, dass diese Cortisol-Erweckungsreaktion das Gehirn auf bevorstehende Herausforderungen vorbereitet. Allgemeines Wohlbefinden wurde mit einer höheren Cortisol-Aufwachreaktion in Verbindung gebracht. Zu den Aktivitäten, die helfen können, morgens eine gesunde Cortisol-Aufwachreaktion zu fördern, gehört es, uns direkt nach dem Aufwachen hellem, natürlichem Licht zu zeigen, nach draußen zu gehen und innerhalb von 30 bis 45 Minuten nach dem Aufwachen Sport zu treiben.

Langfristiger Stress reduziert nachweislich die Cortisol-Aufwachreaktion, lindert morgendliche Müdigkeit und Schmerzen und reduziert Entzündungen. Die Cortisol-Aufwachreaktion bei gesunden Teilnehmern umfasst einen starken Anstieg der Cortisol-Sekretion nach dem Aufwachen, der zwischen 30 Minuten und 45 Minuten seinen Höhepunkt erreicht und 60 Minuten nach dem Aufwachen zum Ausgangswert zurückkehrt.

Vor dem landwirtschaftlichen Zeitalter war der Zeitpunkt der Nahrungsbeschaffung nie vorhersehbar. Alle Verhaltensmuster im Zusammenhang mit körperlicher Aktivität wurden mit dem Energiebedarf von Neuronen und Skelettmuskeln in Verbindung gebracht.

Nächtliche Lichteinwirkung stört den Rhythmus und führt zu Schlafstörungen. Die zeitliche Koordinierung von Mahlzeiten und Bewegung kann zusammen mit Schlaf-Wach-Zyklen die innere Uhr „feinabstimmen“. In der Tat wirkt sich unser derzeitiger moderner Lebensstil (rund um die Uhr Zugang zu energiereicher Nahrung, geringe gewohnheitsmäßige körperliche Aktivität, begleitet von längerem Sitzen, und schlechter und qualitativ schlechter Schlaf) nachteilig auf die biologischen Rhythmen aus. Wenn der zirkadiane Rhythmus gestört ist, verursacht dies oft mehrere Stoffwechselprobleme (Bishehsari et al.).

Wir müssen innerhalb des Lebenszyklus der Ökosysteme bleiben, in denen wir uns befinden. Unsere Vorfahren kannten die Nahrungszyklen der Jahreszeiten gut. Neben Licht, das eines der Hauptsignale ist, dass unsere biologische Uhr bestimmt, können auch andere wichtige Faktoren wie die Ernährung unseren biologischen Rhythmus beeinflussen. Das bedeutet, dass unsere Ernährung die Funktionsweise unseres Körpers verändern kann. Zum Beispiel senden Pflanzen beim Verzehr Signale, die unsere Uhren regulieren. Es wird behauptet, dass Pflanzen Informationen über die Umweltbedingungen liefern, unter denen sie wachsen, und dass diese Signale uns ermöglichen, uns an verschiedene Jahreszeiten anzupassen. Wenn wir das Obst und Gemüse, das an unserem Wohnort produziert wird, in der Saison konsumieren, bereiten wir unseren Körper darauf vor, die notwendigen Veränderungen für die nächste Saison vorzunehmen.

Polyphenole sind von Pflanzen produzierte Stoffe, die gut für unsere Gesundheit sind. Sie helfen, verschiedenen Krankheiten wie Bluthochdruck und Fettleibigkeit vorzubeugen. Darüber hinaus können Polyphenole biologische Rhythmen beeinflussen. In Getränken wie Obst, Gemüse, Kakao, Tee oder Wein finden sich mehr als 8.000 verschiedene Polyphenole. Diese Verbindungen werden von Pflanzen als Reaktion auf Umweltstress wie Kälte, Hitze, Niederschlag oder Trockenheit produziert. Daher hat jede Pflanze ihre eigene einzigartige Zusammensetzung von Polyphenolen, abhängig von den Umweltbedingungen, unter denen sie angebaut wird, und diese Polyphenole liefern uns Informationen über die Umwelt.

Heute können jedoch alle Früchte und Gemüse das ganze Jahr über verzehrt werden. Beispielsweise kann Orange, eine Winterfrucht, in Südafrika angebaut und in den Sommermonaten in Europa verzehrt werden. Wenn ein Europäer diese Orange isst, erhält er nach der Xenohormesis-Theorie „Winter“-Signale und sein Körper ist auf den Winter vorbereitet. Dies kann zu einem Konflikt oder einer Synchronisation zwischen unserer biologischen Uhr und den tatsächlichen Umweltbedingungen führen.

Die Xenohormesis-Theorie geht davon aus, dass einige dieser Pflanzenstoffe unserem Körper Informationen über die Umweltbedingungen liefern, unter denen diese Pflanzen gewachsen sind. Diese Signale ermöglichen uns, uns an die verschiedenen Jahreszeiten anzupassen. Mit anderen Worten, wenn wir das in unserem Land produzierte Obst und Gemüse saisonal konsumieren, ist unser Körper bereit, die notwendigen Änderungen für die nächste Saison vorzunehmen. Der Verzehr derselben Früchte außerhalb der Saison führt zu unterschiedlichen biologischen Reaktionen.

Eine Störung des zirkadianen Systems kann die Mikrobiota verändern und Entzündungswege initiieren, die zum metabolischen Syndrom führen. Wir können davon ausgehen, dass jemand mit einem gestörten zirkadianen Rhythmus eine Dysbiose hat. Wir müssen die Ökologie der Darmflora reparieren und verbessern und gleichzeitig den zirkadianen Rhythmus wiederherstellen.

Störungen des Schlafmusters sind mit erhöhtem Körperfett und verändertem Stoffwechsel verbunden, aber die Ursache-Wirkungs-Beziehung dieser Assoziationen muss noch geklärt werden.

Die Sonne reguliert die meisten menschlichen Verhaltensweisen. Drei bis vier Stunden nach Sonnenuntergang begegneten unsere Vorfahren keinem Licht außer dem schwachen Schein eines kleinen Feuers, das die Tiere fernhalten und im Winter etwas Wärme spenden würde. Mit dem starken Anstieg des Cortisolspiegels müssen sie einen neuen Tag begonnen haben und mit großer Bewunderung in die Sonne geschaut haben. Das Jet-Lag-Syndrom ist ein typisches Beispiel für die Desynchronisation des circadianen Rhythmus. Wenn Sie es erleben, können wir besser verstehen, wie es das Gleichgewicht in Ihrem Körper stört. Da diese Situation akut ist, sind wir uns ihrer Auswirkungen bewusst. Die meisten Patienten mit Lipödem leben in einem gestörten zirkadianen Rhythmus, sind sich dessen aber aufgrund ihrer chronischen Natur nicht bewusst.

Ich erinnere mich sehr gut an einen Patienten, der im Schlaf Schwierigkeiten hatte, durch die Nase zu atmen. Er berichtete, dass sich seine Atembeschwerden nach der Fettabsaugung an den Beinen vollständig verbesserten. Dies ist auf die nächtliche Flüssigkeitsverdrängung zurückzuführen. Flüssigkeitsansammlungen in den unteren Extremitäten wurden mit einer beeinträchtigten Schlafqualität in Verbindung gebracht. Die tagsüber in den Beinen angesammelte Flüssigkeit wandert im Schlaf in Richtung Kopfbereich. Der Flüssigkeitsdruck im Nacken kann die oberen Atemwege verengen und Personen im Schlaf für Atemnot prädisponieren (Bradley und Floras; Shepard et al.). Wenn ich einen Patienten mit Lipödem sehe, der eine mechanische Obstruktion der Nasenluftwege hat, empfehle ich die Korrektur der Obstruktion. Ein Lipödem-Patient mit verstopfter Nase kommt aus dem Teufelskreis nicht heraus.

Wir berauben uns eines guten Schlafes. Ganz zu schweigen vom Lipödem-Patienten, auch ein gesunder Mensch kann durch Schlafentzug beeinträchtigt werden.

Die biologische Uhr sagt Ihrem Körper, wann er Ihren täglichen Bedarf decken, wann er aktiv und wann er passiv sein soll, und zwar über einen etwa 24-Stunden-Zyklus vom Schlafen bis zum Essen. Unser Energieniveau schwankt im Laufe des Tages. Wenn Sie tägliche Energiespitzen und -abfälle bemerken, können Sie diesem Tag seine Ehre geben.

Der zirkadiane Rhythmus ist nicht nur eine biologische Uhr. Es initiiert biologische Prozesse wie Hormonproduktion, Temperaturregulation, Blutdruck und Schlaf-Wach-Rhythmus nach inneren und äußeren Einflussfaktoren zu bestimmten Tages- und Nachtzeiten.

In der Steinzeit gab es keine durchgehende Nahrungsquelle. Die menschliche Ernährung war abhängig von wöchentlichen, monatlichen und jahreszeitlichen Schwankungen. In Hungerperioden mussten die Menschen in der Lage sein, die gespeicherte Energie stunden- oder bei Bedarf sogar tagelang ohne Nahrungsquelle zu nutzen. Daher war es für unsere paläolithischen Vorfahren am Ende des Sommers oder am Ende einer Regenzeit (einer Zeit des

Überflusses) äußerst wichtig, leicht verdauliche Kohlenhydrate wie reife Früchte zu verwenden, um Körperfett anzusammeln. Der Homo Sapiens passte sich diesen jahreszeitlichen Veränderungen an, indem er verschiedene Überlebensmechanismen entwickelte. Ein Beispiel dafür ist der Mechanismus, durch den Fruchtzucker unabhängig von Insulin in die Zellen gelangt. Im Gegensatz zu Glukose werden etwa 100 % aller aufgenommenen Fruktose sofort in Fettsäuren umgewandelt und dann von der Leber verarbeitet. Der Mechanismus der Umwandlung von Fructose in Fett war für unsere Vorfahren ein wichtiger Überlebensvorteil, insbesondere in Zeiten saisonaler Hungersnöte.

Daher sind intermittierendes Fasten und langfristige Kalorien- und Kohlenhydratrestriktion Teil unseres genetischen Erbes. Es hat sich gezeigt, dass intermittierendes Fasten selbst niedriggradige Entzündungen signifikant reduziert, indem es IL-6, TNF-alpha und CRP reduziert. Periodisches Fasten oder Kalorienrestriktion, gelegentliches Auslassen von Mahlzeiten, ketogene Diäten (z. B. im Winter) und Ausdauersport bieten ähnliche Vorteile (Freese et al.).

Jäger und Sammler suchten nach Nahrung, um zu überleben, und hielten oft das obligatorische Fasten ein, bis sie Nahrung fanden. Diese sehr frühen Jäger und Sammler waren daran gewöhnt, mit wenig oder gar nichts zu essen zu leben, möglicherweise für ein oder zwei Tage, vielleicht auch länger. Die Fastenzeit dient als Warte- und Reparaturzeit, damit der Organismus Energie sammeln kann, wenn Nahrung verfügbar ist. Netzwerke von Neuronen im Gehirn und damit verbundenes kritisches Denken und Entscheidungsfindung entwickelten sich während des Hungerns und der Nahrungssuche in gefährlichen Umgebungen. Lebensmittelorientierte Sujets mit Darstellungen von Wild oder domestizierten Tieren spiegeln sich in der künstlerischen Arbeit in den Höhlen wider.

Während des größten Teils der Menschheitsgeschichte aßen Menschen ein oder zwei Mahlzeiten am Tag. Die Ergebnisse zeigen, dass intermittierendes Fasten die Darmmikrobiota direkt beeinflusst, indem es zum zirkadianen Rhythmus im Wirt beiträgt

KOMPRESSIONBEKLEIDUNG HILFT DEN LIPÖDEM PATIENTEN

Kompressionsbekleidung hilft, den Elastizitätsverlust der Haut auszugleichen und das Gewebe zu stützen. Dies kann Schmerzen lindern und die Muskelpumpwirkung erhöhen, um Flüssigkeit aus geschwollenen Bereichen auszustoßen. Es trägt auch dazu bei, dass sich der Körper weniger schwer anfühlt, und kann es einfacher machen, sich zu bewegen und zu gehen. Es kann helfen, das Fortschreiten des Lipödems zu verhindern, indem es die Lymph- und Gefäßzirkulation unterstützt. Die Kompressionstherapie führt naturgemäß nicht zu einer Reduktion der Fettgewebsmasse, kann aber einer zusätzlichen Ödembildung vorbeugen und so die daraus resultierenden Verspannungen und Schmerzen mindern. Die Kompressionstherapie kann Fettleibigkeit verhindern oder verbessern, indem sie hilft, den Patienten zu mobilisieren.

Wenn die Kompression nur an geschwollenen Bereichen angewendet wird, die näher am Oberkörper liegen, wie z. B. Oberschenkel und Knie, sind die Unterschenkel und Füße, die nicht mit Druck beaufschlagt werden, anfällig für Schwellungen. Dies kann ein unerkanntes Lipödem an den Unterschenkeln verschlimmern. Es komprimiert die Flüssigkeit in den Beinen, ähnlich wie beim Auspressen von Zahnpasta aus einer Tube.

Abgestufte Kompressionsstrümpfe üben die stärkste Kompression auf das Sprunggelenk aus, und die Kompressionsstärke nimmt allmählich nach oben ab. Sie werden häufig zur Behandlung von chronischen Venenerkrankungen und Ödemen eingesetzt. Abgestufte Socken sind normalerweise besser, wenn Sie längere Zeit sitzen oder stehen.

Der Druckgradient sorgt dafür, dass das Blut nach oben zum

Herzen fließt. Eine allmähliche Kompression kann den venösen Bluthochdruck umkehren, die Effizienz der Skelettmuskelpumpe erhöhen, den venösen Rückfluss erleichtern und den Lymphabfluss verbessern. Es löst auch komplexe physiologische und biochemische Wirkungen aus, die das venöse, arterielle und lymphatische System betreffen, aber die genauen Mechanismen bleiben unklar. Durch die Verwendung von Strümpfen mit abgestufter Kompression erhöht sich die Sauerstoffversorgung des Gewebes, insbesondere bei Strümpfen mit hoher Kompression. Die Konzentrationen an entzündlichen Zytokinen werden nach einer Kompressionstherapie signifikant reduziert.

Niedriger Druck entspricht normalerweise weniger als 20 mm Hg. 20-30 mm Hg oder Druck der Klasse 2 ist mittlerer Druck. Ein Druck von mehr als 30 mm Hg fällt in die Klasse 3 hoch. Strukturierte Rundstrick-Kompressionskleidung hat eine geringere Kompression (12-21 mmHg), aber die Mikromassage, die das Gewebe im Stoff erzeugt, stimuliert die oberflächlichen Lymphgefäße. Sie sind auch angenehmer zu tragen und leichter anzulegen, aber möglicherweise nicht stark genug, um größere Größen oder Lipödeme im Stadium 3 und 4 zu tragen. In diesen Fällen bietet glattes Stricken eine bessere Kompression.

Postoperative Schmerzen sind durchaus akzeptabel. Wenn ein Patient berichtet, dass er Schmerzen hat, sage ich ihm, er solle seine Socken überprüfen. Der Stoff sollte keine Falten aufweisen, um eine gleichmäßige Druckverteilung zu ermöglichen und einen höheren Druck über einen bestimmten Bereich zu vermeiden. Die Falten können einen Erstickungseffekt erzeugen. Die Verwendung von Hochdruckstrümpfen erfordert eine sorgfältige Anwendung und genaue Überwachung, um potenzielle Risiken zu minimieren.

Es wurde berichtet, dass bei Patienten mit Lipödem das Tragen elastischer Strümpfe und das Tragen elastischer Strümpfe und 50-minütiges Gehen am Nachmittag ausreichen, um Ödeme und Schmerzen in den Beinen im Laufe des Tages zu reduzieren (Carvalho et al.).

Kontaktdermatitis, Hautverfärbungen und Blasenbildung können bei Patienten auftreten, die allergisch gegen Produkte sind, die in Socken verwendet werden.

FETTABSAUGUNG ALS HAUPTBEHANDLUNG DES LIPÖDEMS

Die Fettabsaugung ist die effektivste Lösung beim Lipödem. Da die Fettabsaugung entzündete Fettzellen dauerhaft entfernt, kann sie mit einem entsprechenden Nachsorgeprogramm das Fortschreiten der Erkrankung verlangsamen oder sogar stoppen. Das Lipödem kann in seine latente Phase zurückkehren. Obwohl es sich um ein sicheres Verfahren handelt, tauchten in den 1990er Jahren klinische Studien für Beine in der Literatur auf.

Die Fettabsaugung der Waden und Knöchel gilt seit jeher als „schwieriger Bereich" und wird empfohlen, von erfahrenen Fettabsaugungschirurgen mit spezieller Ausbildung durchgeführt zu werden. Der Fall Dujarier, der vor fast einem Jahrhundert stattfand, hat das Interesse an der Körperformung längst verloren. Glücklicherweise können wir heute mit der sich entwickelnden Technologie verschiedene Schönheitsoperationen sicher durchführen.

Suzanne Geoffre war eine junge Pariserin, Model und professionelle Tänzerin. Nachdem sie einige Jahre Geld gespart hatte, arbeitete sie im Haus „Poiret Haute Couture", bevor sie im Concorde-Viertel eine prunkvolle „Maison de Couture" gründete. Nach dem Krieg begannen die Rocklängen 25-30 cm über dem Boden zu steigen und erreichten Kniehöhe. Wechselnde Modetrends, die Betonung einer schlankeren Körperform, die die Beine frei lässt, stimulierten den Wunsch nach dünneren Beinen. Ihre dicken und fetten Beine waren ein Hindernis für die Karriere, die Geoffre begründete. Geoffre besprach ihr Problem mit dem Kreislauf- und Fettleibigkeitsspezialisten Dr. Leopold Levy. Levy sagte ihr, es sei nichts Unnormales und er könne nicht viel für sie tun. Er empfahl Dr. Dujarier und Geoffre ging direkt in sein Büro. Dujarier, der sie untersuchte, war ein renommierter Osteoartikularchirurg, hatte aber keine Ahnung von kosmetischer Chirurgie. Dujarier nahm den Patienten auf, vermutlich wegen des explorativen Charakters und der wissenschaftlichen Relevanz des Verfahrens. Er stimmte zu, die Operation kostenlos im Beaujon Hospital durchzuführen. Die Operation fand am nächsten Tag, dem 28. Februar 1926, statt.

Es stellte sich heraus, dass das Problem komplexer war als erwartet und dass das entfernte Fettgewebe größer war als erwartet. Die Operation war eine Katastrophe. Es gab eine übermäßige Spannung, wenn die Haut mit Nähten verschlossen wurde. Der Chirurg hatte Schwierigkeiten beim Nähen und entschied sich, das zweite Bein nicht zu operieren. Dann versuchte er, die Ränder der Wunde zusammenzubringen und zusammenzunähen, aber die Menge an Haut, die er schnitt, war zu groß und die Ränder passten nicht zusammen. Bald bemerkte Geoffre, dass sie jegliches Gefühl in seinem Fuß verloren hatte und sie nicht mehr bewegen konnte. Am 20. März teilte Dujarrier Geoffre mit, dass sich Wundbrand entwickelt habe und dass sihr Bein amputiert werden müsse oder sie in 48 Stunden sterben würde. Geoffre lehnte die Behandlung ab und sagte, sie würde lieber sterben. Sie wurde schließlich überredet, sich der Operation zu unterziehen, nachdem ihr Verlobter angeboten hatte, sie im Krankenhaus zu heiraten. Das Paar heiratete an diesem Abend und Geoffres Bein wurde am nächsten Tag amputiert. Gerüchten zufolge hat Dujarier der Operation zugestimmt, hauptsächlich um sein Ansehen zu steigern, da Geoffres sozialer Status ihm wichtigere Patienten bringen könnte. Kurz nach der Katastrophe wurden alle kosmetischen Eingriffe verboten. Es wurde berichtet, dass Geoffres „Missbildung" nicht wirklich existiert, und weil die Schönheitsideale vorübergehend sind, gibt es kein ernsthaftes Vergehen an seinem Körper, um die Operation eines Chirurgen zu rechtfertigen (Henaff, Comiskey). Das Verfahren wurde von einem nicht-ästhetischen plastischen Chirurgen durchgeführt, aber es wurde das Fachwissen der plastischen Chirurgie beschuldigt. Dieses Fehlverhalten stoppte den Fortschritt in der Körperformung. Die moderne Fettabsaugung wurde 1974 von Fischer in Italien mit modernen Techniken und Werkzeugen eingeführt. Aus einer Tragödie vor einem Jahrhundert können Lehren gezogen werden. Lassen Sie Ihr Verfahren immer von einem Spezialisten durchführen, der dies kann. Fragen Sie immer nach den bisherigen Erfahrungen des Chirurgen mit der Operation. Wenn Sie wirklich wenig Zeit haben, treffen Sie keine voreiligen Entscheidungen unter Druck.

UNBEHANDELTES LIPÖDEM

Wenn ich Patienten ihre Geschichten erzählen lasse, konzentrieren sie sich normalerweise auf die funktionellen, psychologischen und sozialen Aspekte der Krankheit. Mir ist wichtig, dass der Beginn der Symptome, ihr Verlauf, was die Symptome auslöst und wann sie aufflammen, dies hilft mir, den Krankheitsverlauf zu erfassen und das postoperative Programm festzulegen. Einige Patienten möchten sich keiner chirurgischen Behandlung unterziehen, weil sie einige Begleiterkrankungen (andere Komorbiditäten) haben, die sie gefährden, andere verzögern die Dauer der Operation aus finanziellen oder anderen Gründen. Die meisten Patienten möchten wissen, was passiert, wenn sie keine chirurgische Behandlung erhalten. Wie sich die Spätfolgen der Erkrankung auf sie auswirken werden, lässt sich aus ihren persönlichen Daten und der Familienanamnese ableiten. „Ich möchte nicht wie meine Mutter oder Großmutter aussehen, wenn ich älter bin, ihre Lebensqualität ist ziemlich gering", ist einer der Sätze, denen ich häufig begegne. Der Zustand ihrer Mütter und/oder Großmütter bereitet Lipödempatientinnen leichter auf eine Operation vor.

Das Lipödem ist eine fortschreitende Erkrankung. Obwohl der Verlauf des Lipödems schwer zu bestimmen ist, zeigt er Parallelen zum Zustand von Angehörigen. Ein unbehandeltes Lipödem kann sekundäre Probleme wie Arthrose, Übergewicht, verminderte Mobilität, psychische Beeinträchtigung und geringes Selbstwertgefühl verursachen. Das Gewicht von überschüssigem Fett kann dazu führen, dass die Knie nach innen stoßen und den Gang beeinträchtigen. Die Beschwerden, die durch den Verschleiß der Gelenke entstehen, nehmen bei Lipödem-Patienten dramatisch zu. In späteren Stadien kann ein sekundäres Lymphödem aufgrund eines Ungleichgewichts der vom Lymphsystem produzierten und abgeführten Flüssigkeitsmenge auftreten. Das Lipödem stellt für die meisten Patienten eine erhebliche psychosoziale Belastung dar, und andere zusätzliche Probleme schränken oft die körperliche Leistungsfähigkeit ein.

Der Krankheitsverlauf ist heterogen und von Person zu Person sehr unterschiedlich. Während sich das Lipödem bei manchen Frauen mit der Zeit stabilisiert, kommt es bei anderen zu einer plötzlichen stressbedingten Exazerbation (z. B. Schwangerschaft) und die Erkrankung schreitet voran.

Besonders im dritten Stadium des Lipödems wird der Lymphfluss durch die plötzliche Vergrößerung des Fettgewebes und die Verengung der Lymphgefäße beeinträchtigt. Bei gestörter Lymphzirkulation ist die Fähigkeit, Fettsäuren aus dem betroffenen Gewebe zu entfernen, beeinträchtigt und es kommt zu einer sekundären Fettablagerung. Nach einer Weichteilinfektion können einige der infizierten Lymphgefäße zerstört werden. Dies blockiert den Fluss der Lymphe, wodurch sie sich aufbaut. Dies erhöht das Risiko einer anhaltenden Gewebeschwellung und der Entwicklung weiterer bakterieller Hautinfektionen.

Die meisten Patienten werden als fettleibig bezeichnet oder falsch interpretiert. Lipödem wird oft mit Fettleibigkeit verwechselt. Adipositas ist die Ansammlung von überschüssigem Fett, das zentral in der Bauchhöhle oder im Abdomen gespeichert ist. Lipödem ist eine überproportionale Ansammlung von überschüssigem Fett in den Extremitäten. Was diese Verwirrung stiftet, ist, dass Lipödem und Adipositas nebeneinander bestehen können. Aufgrund von Bewegungsproblemen, die durch Lipödeme verursacht werden, kann Übergewicht entstehen. Auch Übergewicht erschwert das Lipödem.

In fortgeschrittenen Stadien kommt es durch Fibrose, Hautverhärtungen und orthopädische Komplikationen zu muskuloskelettalen Problemen und Gehbehinderungen, die bis zur Behinderung führen können.

Bleibt das Lipödem über Jahre unbehandelt, wird der Lymphabfluss gestört und die Lymphgefäße verengen sich allmählich. Bei diesen Patienten wurden auch multiple mikrolymphatische Aneurysmen im Oberschenkel, Knöchel oder Fuß nachgewiesen. Es ist allgemein bekannt, dass sich Fettzellen in Gegenwart von Lymphflüssigkeit dramatisch entwickeln (Harvey et al.).

Die einzig wirksame nichtoperative Behandlungsmethode ist eine Kombination aus manueller Lymphdrainage und Kompressionstherapie. Ich schickte meine Patienten in verschiedene Zentren für manuelle Lymphdrainage. Nach der Zusammenarbeit mit einem französischen Lymphtherapeuten wurde mir klar, dass das, was getan wurde, nichts mit einer Lymphdrainage-Therapie zu tun hatte. Der Therapeut war wegen einer Liebesgeschichte nach Istanbul gekommen. Wie Tolstoi sagte, beginnen Geschichten mit der Ankunft oder Abreise eines Fremden. Der Beitrag dieses Fremden zu meiner Geschichte sollte mir helfen zu verstehen, was eine echte Lymphdrainage ist. Bevor ich ihn kannte, hatten Patienten ihre Beine einer Knetmassage oder einer Vakuumtherapie unterzogen. Lipomatöses Gewebe ist ein entzündetes, empfindliches und geschädigtes Gewebe. Solche Verfahren erzeugen ein zusätzliches Trauma für das Gewebe.

MEIN WERDEGANG BEIM LIPÖDEM

Die Fettabsaugung ist der wichtigste chirurgische Eingriff beim Lipödem. Zunächst habe ich 1998 im „Journal of Aesthetic Surgery" einen Artikel über die Anwendung der Fettabsaugung unter dem Tourniquet im Kniescheibenbereich veröffentlicht. Es war eine Fettabsaugungstechnik unter dem Tourniquet, die es ermöglichte, die Operation auf kontrollierte und sichere Weise durchzuführen. Es ist bekannt, dass das Bein nur eine Unterhautschicht hat und die Fehlerquote sehr gering ist. Diese Funktion erfordert einen anderen Ansatz als in anderen Regionen. Während dieser Ansatz eine bequeme Beinformung bietet, wird reines Fett ohne Blut entnommen. Die Technik erleichtert die Bewertung des Endergebnisses. Ehrlich gesagt kannte ich mich damals mit dem Lipödem noch nicht aus. Aus diesem Grund habe ich das Fettabsaugungsverfahren nur an den Stellen angewendet, an denen die Patienten klagten. Ich erweiterte den behandelten Bereich auf die Unterschenkel und Knöchel. Mit einer peripheren Fettabsaugung entwickelte sich die Technik zu Superdry 3D. Der kritische Punkt bei der Fettabsaugung war, dass das Fett kreisförmig abgezogen wurde, da es sonst ohne ästhetisches Erscheinungsbild definitiv entstellt würde. Durch die Zugabe einer Lösung zur Verwendung eines Tourniquets wurde auch der postoperative Drittkammer-Blutverlust erheblich reduziert. Ich injizierte die Lösung speziell in der Nähe der großen Gefäße und Lymphkanäle.

Meine Lipödem-Patientinnen behandelte ich aus operativer Sicht mit einer Kombination aus meiner persönlicheren Technik, Superdry 3D und anderen Fettabsaugungstechniken. Mit der Zeit wurde mir klar, dass dies nicht ausreichte, um die besten Ergebnisse zu erzielen. Auch die dynamische Ästhetik, das Erscheinungsbild in Bewegung, musste berücksichtigt werden. Aus diesem Grund habe ich die superdry 4D-Technik entwickelt, die die Bewegung von Muskeln und Sehnen berücksichtigt.

Einige Eingriffe in der Ästhetischen Chirurgie sind in Bezug auf die dreidimensionale Formgebung und Komposition eng mit der Bildhauerei verwandt, aber nichts anderes ist mit der Lipödem-Chirurgie zu vergleichen.

Der Prozess ist der Technik eines Bildhauers zum Freilegen der Figur sehr ähnlich, bei der überschüssiges Fett vorsichtig und gezielt entfernt wird, bis die verborgene Schönheit zum Vorschein kommt. Da sich die geformten Beine bereits in der Fettmasse befinden, obliegt es dem Chirurgen, die Form zu erstellen. Dies findet seine wahre Bedeutung in einem Zitat von Michelangelo: „Ich sah den Engel in Marmor und meißelte ihn, bis ich ihn befreite!" Ein gut ausgerichtetes Skelett und ein guter Muskeltonus bestimmen das Endergebnis. Die Superdry 4D-Liposuktion ist eine Fettabsaugung, die die Funktionalität, Schmerzen, Schwellungen, das körperliche Erscheinungsbild und die Lebensqualität verbessert. Auch bei dieser Technik steht der Erhalt der Lymphgefäße im Vordergrund. Theoretisch eliminiert es das Risiko einer Fettembolisation.

Als ich jedoch erkannte, dass selbst eine perfekte Operation nicht ausreicht, um die Probleme dieser Patientin zu bewältigen, änderte sich meine Sicht auf das Lipödem sehr. Die Perspektive der plastischen Chirurgie war bei der Behandlung dieser Patientin nicht ausreichend. Die meisten Lipödem-Patienten wussten nicht, wie sie sich gut ernähren, bewegen oder gar schlafen sollten. Auch chronische Entzündungen und Stoffwechselprobleme mussten berücksichtigt werden.

Nach der Operation gibt es viele Faktoren, die das Ergebnis beeinflussen können und angegangen werden müssen. Aus dieser Perspektive habe ich mein erstes Lipödem-Buch geschrieben. Ich betonte die Bedeutung eines multidisziplinären Ansatzes in einfacher Sprache. Ich suchte jedoch weiterhin aktiv nach dem Geheimnis hinter dem Lipödem. Es war ein „Euroke"-Moment, der mich dazu veranlasste, dieses Buch zu schreiben, da ich seine Wurzeln in der Agrarrevolution fand und erkannte, dass es sich um ein evolutionäres Missverhältnis handelte.

Für die zweite Sitzung nach der Fettabsaugung warte ich mindestens 3 Monaten. Ich sage den Patienten, dass es in den meisten Fällen eine schlechte Strategie ist, die gesamte untere Extremität in einer Sitzung fertigzustellen. Dieser Ansatz erhöht nicht nur das Risiko einer Operation und Anästhesie, sondern verursacht auch mehr Durchhängen. Nach der ersten Sitzung steigt der Stoffwechsel der Patienten, ihr Appetit nimmt ab und sie beginnen, sich gesünder zu ernähren. Da entzündete Fettzellen bei der Fettabsaugung entfernt werden, reduzieren weniger Fettzellen, die Kalorien stehlen, auch den Appetit.

Nach der Operation erlebt jeder Patient ein höheres Energieniveau. World et al. fanden heraus, dass Frauen mit Lipödem einen geringeren Energieverbrauch im Ruhezustand hatten. Der Energieverbrauch im Ruhezustand macht mehr als 50 % des gesamten täglichen Energieverbrauchs aus. Der Gesamtenergieverbrauch ist die Summe aus dem Ruheenergieverbrauch, dem Energieverbrauch bei körperlicher Aktivität und der thermischen Wirkung der Nahrung. Ein geringerer Ruheenergieumsatz steht für einen langsameren Stoffwechsel beim Lipödem.

Der Grundumsatz misst, wie viele Kalorien Sie im Ruhezustand verbrennen. Unser Körper führt in erster Linie die grundlegendsten Funktionen aus, um das Leben zu erhalten, wie Atmung, Zellproduktion und Nahrungsverarbeitung. Eine niedrigere Stoffwechselrate scheint ein höheres Risiko für eine Gewichtszunahme zu haben. Deshalb kann es für Frauen schwierig sein, Gewicht zu verlieren – besonders wenn Sie über 40 sind.

Wenn wir die evolutionären Wurzeln moderner Krankheiten verstehen, können wir einen ganzheitlichen Ansatz zur Behandlung des Lipödems entwickeln. Der Jäger-Sammler-Lebensstil könnte ein Modell für die öffentliche Gesundheit sein.

Patienten fragen oft, ob nach der Operation auch an anderen Stellen ihres Körpers Fett vorhanden sein wird. Nach der von Kennedy vorgeschlagenen Lipostatika-Theorie wird ein langfristiger

Energiehaushalt durch Rückkopplungssysteme aufrechterhalten, die die Fettgewebsspeicher kontinuierlich regulieren. Daher kann eine abrupte Reduzierung des Körperfetts durch Fettabsaugung Kompensationsmechanismen auslösen, die letztendlich zu einer Wiederherstellung des Körperfetts führen. Obwohl Fettwachstum an anderen Stellen ein Risiko für Patienten ohne Lipödem darstellt, habe ich nie eine Fettgewebsvergrößerung bei einem Lipödem beobachtet, aber ich sehe gelegentlich eine gewisse Ansammlung von Fett in den abgesaugten Bereichen.

Die neue Erkenntnis einer Studie war, dass Bewegungstraining das durch Fettabsaugung induzierte viszerale Fettwachstum bei normalgewichtigen Frauen verhindern kann (Benatti).

Patienten, die sich einer ästhetischen Operation unterziehen, leiden unter einer Vielzahl von körperlichen, psychischen und sozialen Problemen. Es hat sich gezeigt, dass eine Operation bei der Lösung dieser Probleme wirksam ist. Es wurde auch angenommen, dass eine positive Veränderung des körperlichen Erscheinungsbildes des Patienten zu einer psychischen Verbesserung führen würde, einschließlich Selbstvertrauen und Selbstwertgefühl.

Die plastische Chirurgie ist ein einzigartiges Gebiet der Medizin, das psychische Belastungen durch die Wiederherstellung des entstellten Körpers lindert. Aus dieser Sicht wäre es richtiger, von psychoästhetischer Chirurgie zu sprechen.

Teenager mit Lipödem sind von Natur aus anfällig für Äußerungen anderer, was mitunter verheerende Auswirkungen hat. Die schnelle Veränderung ihrer Körper macht sie verwundbar. Abgesehen davon, dass sie nicht in der Lage sind, geeignete Kleidung für sich selbst zu finden, führt Körperscham zu sozialer Isolation. Dies kann die Fähigkeit einer Person beeinträchtigen, mit Klassenkameraden und Lehrern zu interagieren, und kann Schüler sogar daran hindern, die Schule zu besuchen. Erniedrigung oder andere Formen des Mobbings durch Gleichaltrige können das Körperbild negativ beeinflussen und die Situation verschlimmern.

Bei den meisten Patientinnen kommt es typischerweise in der Mitte der Pubertät nach Beginn des Menstruationszyklus zu einer überproportionalen Fettspeicherung. Eine frühzeitige Behandlung des Lipödems steigert den Erfolg.

Eine meiner jugendlichen Lipödem-Betroffenen bestrafte sich, wenn sie etwas aß, was sie nicht essen sollte, sogar wenn es eine Frucht war. Ihre innere Stimme, die sagte, eich hätte es nicht essen sollen, ließ sie sich schuldig fühlen. „Wer hat dir gesagt, dass du kein Obst essen sollst?" fragte ich. „Es war ein berühmter Redner im Fernsehen!" sagte sie. Solche Dinge erinnern mich an einem Wort: „Wer weiß, spricht nicht. Diejenigen, die sprechen, wissen nichts!"

Viele kämpfen mit Schuldgefühlen, nachdem sie etwas gegessen haben, das sie für schlecht halten. Essen als gut oder schlecht zu bezeichnen, hindert dich daran, es wirklich zu genießen. Es führt zu Schuldgefühlen, Selbsthass, Scham und Hoffnungslosigkeit. Alle tragen zu Essstörungen bei, die den Zustand verschlechtern. Studien haben herausgefunden, dass Scham und Schuld mit Essstörungen in Verbindung gebracht werden.

Chirurgen haben eine pragmatische Perspektive. Wir verpflichten uns, ein Ziel in einem begrenzten Zeitrahmen zu erreichen. Das Lipödem-Fett zwischen den Fingern zu halten oder die Gewebeschichten bei Dehnungen zu sehen, ein Gefäß zu berühren, einen Lymphkanal, einen Lymphknoten zu berühren, zu spüren, wie ein lockeres Areolargewebe ist, gibt uns einen großen Vorteil, das Lipödem aus einem anderen Blickwinkel zu betrachten.

Eine experimentelle Studie ergab, dass das Risiko einer Lymphschädigung bei einer Längsfettabsaugung reduziert und bei einer Querfettabsaugung erhöht wurde. Die Longitudinaltechnik bezieht sich auf das Absaugen von Fett parallel zu den Achsen der Lymphbahnen. Die Lymphgefäße können ein gewisses Maß an Längsspannung tolerieren.

Ich werde gefragt, warum ich beim Lipödem der unteren Extremität keine ultraschall- oder laserassistierte Fettabsaugung bevorzuge. Lipödemgewebe ist ein geschädigtes Gewebe, das reichlich Entzündungszellen enthält. Die Idee, thermische Energie auf ein geschädigtes Gewebe anzuwenden, hat mich nicht überzeugt. Bedenkt man, dass auch eine andere nicht-invasive Methode als die Lymphdrainage die Lipödem-Symptome verschlimmern kann, ist klar, dass beim Lipödem auf schonende Techniken zurückgegriffen werden sollte.

Eine übermäßige Anwendung von Ultraschallenergie kann zur Bildung von Seromen oder sogar zur Bildung von Pseudobursa oder zur Bildung von inneren Hohlräumen führen, was zu einem verzögerten Rückgang der Schwellung oder beidem führen kann. Eine seitliche Bewegung von Kanülen oder Sonden zur ultraschallgestützten Fettabsaugung kann zu thermischen Schäden an tiefen Geweben entlang der Kanten der Kanülen führen. Zusätzlich zu längerer Gewebeverhärtung wurde über schmerzhafte Sensibilitätsstörungen und Sensibilitätsveränderungen durch Ultraschallverletzungen berichtet. Es wurde die Hypothese aufgestellt, dass solche Nebenwirkungen auf eine Demyelinisierung (Verlust der Hülle um den Nerv) sensorischer Nervenfasern zurückzuführen sind. Über den Verlust der gesamten Hautdicke und Hyperpigmentierung wurde ebenfalls berichtet. Die Ultraschall-assistierte Fettabsaugung ist definitiv eine gute Technik. Manchmal benutze ich es, um die Muskeln in Bauch, Brust und Hüfte hervorzuheben, aber nicht für den Unterschenkel- und Knieumfang.

RISIKOANALYSE IN DER LIPÖDEMCHIRURGIE

Ich begegne bei unseren Lipödempatientinnen manchmal Katastrophengedanken. Sie gehen davon aus, dass das Schlimmste in der Chirurgie passieren wird. Dies ist eine Art kognitive Verzerrung (ein irrationales oder übertriebenes Denkmuster), auch bekannt als „Lupeneffekt“. Übertreibung kann sich auch auf die Art und Weise auswirken, wie Sie Schmerzen empfinden. Beim Katastrophendenken regt Ihr Gehirn Ihre Vorstellungskraft an und erstellt Worst-Case-Szenarien. Es kann die Angst verstärken und Menschen davon abhalten, in einer Situation zu handeln. Eine Person mit Katastrophengedanken glaubt, dass verschiedene körperliche Symptome auf ernsthafte Gesundheitsprobleme hinweisen, obwohl medizinische Tests ergeben haben, dass nichts falsch ist.

Während der Konsultation sagen einige Patienten: „Es besteht kein Risiko, oder?“ Und ich sage ihnen: „Das Leben selbst ist von Natur aus riskant.“ Auch die Einnahme von Antibiotika birgt ein lebensbedrohliches Risiko. Clostridium difficile, Durchfall, anaphylaktischer Schock oder Steven-Johnson-Syndrom sind einige der schwerwiegenden lebensbedrohlichen Komplikationen von Antibiotika.

Die Fettabsaugung ist ein sicheres Verfahren mit einem geringen Risiko schwerer Komplikationen. Die Gesamtkomplikationsrate der Fettabsaugung beträgt etwa 5 %, obwohl die meisten geringfügig sind.

Chirurgische Entscheidungen beruhen nicht auf dem „Instinkt“ des ausführenden Chirurgen oder Anästhesisten. Sind Sie ein Kandidat für einen chirurgischen Eingriff mit hohem Risiko oder ein Kandidat mit geringem Risiko? Dem Surgical Risk Score wird ein numerischer Wert zugewiesen, der die mit dem Eingriff verbundene Risikostufe widerspiegelt, die von 1 (sehr geringes Risiko) bis 5 (sehr hohes Risiko) reicht. Diese Kategorien identifizieren Operationen mit einem hohen Potenzial für erheblichen Blutverlust oder anderen intraoperativen und postoperativen Risiken. Das ASA-physikalische Zustand Klassifizierungssystem, hilft bei der Vorhersage perioperativer Risiken, indem es die Adäquat der Patienten bewertet. ASA 1: Beschreibt einen normalen, gesunden Patienten, der gesund, nicht fettleibig (Body-Mass-Index unter 30), Nichtraucher ist und eine gute Belastungstoleranz aufweist.

RESISTENZ GEGEN ADIPOSITASCHIRURGIE (ADIPOSITASCHIRURGIE)

Ich sage Patienten mit einem hohen Body-Mass-Index, dass sie für eine sichere Operation nicht geeignet sind. Sie widersetzen sich mir zu Recht, indem sie sagen, sie hätten ein Lipödem und es sei ihnen unmöglich, abzunehmen. Sie haben Recht mit dem abnehmen von Beinfett, aber es ist möglich, Körperfett zu abnehmen und überschüssige Flüssigkeit im Interstitium zu reduzieren.

Eine Patientin mit einem Body-Mass-Index von 40 habe ich gesagt, dass sie so nicht operiert werden kann. Ein Jahr nach ihrer bariatrischen Operation verlor sie viel Gewicht, aber nur sehr wenig an ihren Beinen. Ich habe ihre Beine operiert. Ich erinnere mich hauptsächlich an verbleibendes fibrotisches Fett. Ich habe eine ähnliche Geweberesistenz bei Patienten erlebt, die sich sehr bemühten, Gewicht zu verlieren, sogar mit Fastendiäten oder diuretischen Kräuterpräparaten. Wir können dies erklären, indem wir annehmen, dass der Zwischenraum Flüssigkeit verliert, dies aber das Fett verhärtet.

Obwohl die Adipositas-Chirurgie bei Adipositas wirksam ist, beeinträchtigt sie das Fettgewebe des Lipödems in den Beinen nicht an.

Der Body-Mass-Index ist ein einfacher Index des Gewichts-Größen-Verhältnisses, der häufig zur Klassifizierung von Übergewicht und Adipositas verwendet wird. Sie ist definiert als das Gewicht in Kilogramm dividiert durch das Quadrat der Körpergröße in Metern (kg/m^2). Wenn der Body-Mass-Index mehr als 25 kg / m^2 beträgt, gilt man als übergewichtig, wenn er mehr als 30 kg / m^2

beträgt, gilt man als fettleibig. Das Problem bei dieser Methode ist, dass einige Personen mit einem hohen Body-Mass-Index mesomorph sind und eine große Menge an Muskelmasse haben. Daher ist der Body-Mass-Index möglicherweise nicht der genaueste Indikator für den Gesamtkörperfettanteil. Der Taillenumfang ist eine etwas seltenere Methode zur Vorhersage von Fettleibigkeit bei einer Person, kann jedoch genauer bei der Vorhersage von mit Fettleibigkeit zusammenhängenden Gesundheitsproblemen sein. Für Frauen gilt ein Taillenumfang ab 88 cm als ungesund.

Einige Autoren sagen, dass die „hypertriglyceridämische Taille", die Taillenumfang und Triglyceridwerte kombiniert, auch viszerale Fettleibigkeit vorhersagen kann.

APHRODITE WIRD WIEDERGEBOREN

Als ich die Patienten in der ersten postoperativen Phase, ließ die Wirkung der Narkose zwar nicht nach, aber die Reaktionen der Patienten, nachdem sie ihre dünnen und wohlgeformten Beine gesehen hatten, waren interessant.

Eine Patientin, die Schriftsteller war und aus der Narkose aufwachte, sagte: „Ein bisschen Licht, ein bisschen Licht!“ Ich fragte später nach der Bedeutung dieser Worte. Sie sagte, es sei eine Anspielung auf Goethes letzte Worte. Es gibt ein Gerücht, dass Goethe vor seinem Tod „Mehr Licht“ gesagt hat.

Ich hatte eine Patientin mit fortgeschrittenem Lipödem in Zypern, die zwei chirurgischen Sitzungen benötigte. In der ersten Sitzung habe ich den Unterschenkel- und Kniebereich operiert. Die chirurgische Behandlung wurde Monate nach der Operation mit einer Fettabsaugung der gesamten oberen Extremität, des Oberschenkels und des Arms abgeschlossen. Sie wurde in der Pflege nach der Fettabsaugung unterrichtet und kehrte ohne Probleme nach Hause zurück. Nach einem war das Ergebnis wirklich überraschend. Sie war zu einem völlig neuen Menschen geworden. Alles hatte sich verändert: die Art, wie sie geht, wie sie sich kleidet, ihre Körperhaltung und Energie. Sie sagte, sie sei wiedergeboren und änderte ihr Geburtsdatum auf das Datum der Operation. Ihr radikal verändertes Leben und ihre Darstellung erinnerten mich an die Geburt der Aphrodite. Aphrodite ist auch als die Dame von Zypern bekannt. Botticellis Gemälde „Die Geburt der Venus“ zeigt die Göttin Aphrodite, die erwachsen aus dem Meer auftaucht und nach ihrer Geburt am Ufer ankommt.

„König Solomon vermutete, dass die Königin von Saba Lilith war, weil sie behaarte Beine hatte. Lilith war einst als sumerische

Göttin der Fruchtbarkeit und des Ackerbaus bekannt. Sie beschützte Kinder und half beim Sammeln von Lebensmitteln, aber im Laufe der Jahre wurde sie von anderen Religionen dämonisiert." (RG Braun)

Eine Patientin war im dritten Monat ihrer Nachsorge mit dem Ergebnis zufrieden und begann zu erzählen, wie sich ihre Beschwerden entwickelten. Sie entschuldigte sich für die Haare an ihren Beinen während meiner Untersuchung. „Die Haare an meinen Beinen verschwanden nach Laser-Haarentfernungssitzungen, kamen aber nach der Lipödem-Operation wieder", sagte sie.

Haarausfall, verminderter Haarwuchs, Nagelprobleme sind typische Merkmale trophischer Veränderungen im Bein durch Ischämie. Wir können davon ausgehen, dass sich die Mikrozirkulation durch die Operation verbessert hat. Meine Hypothese ist, dass das Nachwachsen der Haare ein Zeichen für eine gesunde Regeneration ist.

Mit der Entfernung der meisten Fette wird auch die Aufnahme von Insulin, Adrenalin, Lipasen, Schilddrüsenhormonen und vielen anderen für den Körper notwendigen Stoffwechselprodukten durch das Fettgewebe reduziert.

ASCHENPUTTELS FÜSSE UND DAS ROTE SOFA

Früher dachte ich, bei Patienten mit Lipödem seien die Füße nicht betroffen, und wenn sie in den Füßen vorhanden wären, würde man die Diagnose Lymphödem stellen. Im Laufe der Zeit habe ich festgestellt, dass bei den meisten Patienten der obere Fußbereich unterhalb des Knöchels betroffen ist. Ich sehe oft Lipödem-Patienten, deren Füße mit der Zeit größer werden. Gegen Abend fällt es ihnen schwer, Schuhe zu tragen. Bei längerem Stehen und/oder Sitzen nimmt die Flüssigkeitsansammlung in den Beinen zu. Ein weiterer weniger bekannter Grund ist, dass zusätzliches Gewicht das Fußgewölbe abflacht, was zu einer Vergrößerung der Schuhgröße führt. Ich habe oft Patienten gesehen, deren Füße nach einer Fettabsaugung kleiner und schmaler geworden sind. Dies kann auf eine Fettabsaugung um den Malleolus zurückgeführt werden. Zu den Ursachen können die Wiederherstellung des Schuhgewölbes und weniger Ödeme gezählt werden.

Der Fossilienbestand zeigt eine massive Zunahme der Beinlänge bei frühen Menschen vor zwei Millionen Jahren. Als Grund für diesen Anstieg wurde vorgeschlagen, dass längere Beine mit Energieeinsparungen verbunden sein könnten (Pontzer). Längere Beine, niedrigerer Blutdruck und Insulinresistenz sind mit einem geringeren Risiko für ischämische Herzkrankheiten und Typ-2-Diabetes verbunden (Smith et al.). Die Fettabsaugung hilft, die Beine zu verlängern, basierend auf einer bekannten geometrischen Illusion. Die vertikale Linie erscheint länger als die gleich große horizontale Linie gleicher Länge.

Laut dem Märchen passen Aschenputtels Füße perfekt in Glasschuhe; Aschenputtel und der Prinz leben glücklich bis ans Ende ihrer Tage. Ich habe die moderne Adaption der Geschichte aus erster Hand miterlebt. Im dritten Monat ihrer Nachsorge habe ich mit der Patientin darüber gesprochen, wie ihr Lebensstil nach Lipödem war. Ihre Schuhe erregten meine Aufmerksamkeit. Ihre Schuhe mit kurzem Absatz, abgerundete Spitze und vorderen Riemen passte sehr schön zu ihrer knöchellangen schwarzen Freizeithose, die die kleinen Details ihres Knöchels zeigten. Diese zierliche Frau mit dynamischem und urbanem Aussehen begann, ihre Geschichte zu erzählen. Früher konnte sie Schuhe dieser Größe nicht tragen. Sie sagte, es habe ihr ein enormes Gefühl von Sicherheit und Freiheit gegeben. Es gab Anspielungen auf das Aschenputtel-Märchen, es ging nicht nur um die Harmonie von Füßen und Schuhen, sondern sie betonte auch, dass sie ein glückliches Leben habe.

Viele Lipödem-Betroffene fragen, ob sie Schuhe mit Absätzen tragen dürfen. „Gib einem Mädchen die richtigen Schuhe und sie kann die Welt erobern." Gerüchten zufolge wird dieser Spruch mit Marilyn Monroe in Verbindung gebracht. Ob es sich um ein apokryphisches Zitat handelt, das zu einer falschen Person zugeschrieben wird, oder um ein anonymes Zitat, es verbirgt eine tiefe Philosophie.

Es wird gesagt, dass Monroe einen speziell modifizierten Schuh trug, weil ein Absatz kürzer als der andere war und das Schwingen ihrer Hüfte vertiefte und Wellen erzeugte. Dieses kraftvolle feminine Accessoire drückt die Brüste nach außen und lässt die Hüften hervortreten, zeigt eine stärkere Wadenwölbung, auch die Taille kurve, die die Po-Kurve betont, lässt die Beine länger wirken.

Weibliches Gefühl ist eine Notwendigkeit, um die weibliche Identität zu stärken. Diese Anforderung ist nicht auf Geschlechterrollen in der Gesellschaft zurückzuführen. Das berühmte Gemälde „Gespiegelte Venus", dass die Göttin Venus als Verkörperung der Weiblichkeit zeigt, erklärt dieses Thema.

Wenn ich die Wichtigkeit des ästhetischen Ergebnisses betone, widersprechen mir einige Patientinnen und sagen: „Schmerzfreiheit ist unsere Priorität, das ästhetische Ergebnis ist uns egal."

Interessanterweise können sie, sobald ihre Symptome nach der Operation abklingen, ihre Hauptsorge ändern und anfangen, sich mit unrealistisch kleinen Details an ihren Beinen zu beschäftigen.

Basierend auf der evolutionären Partnerpräferenz kann die Hypothese aufgestellt werden, dass hohe Absätze die weibliche Attraktivität durch ihre Wirkung auf das Taillengewölbe erhöhen.

Das lange Tragen von hohen Ansätzen kann jedoch zu einer verstärkten Aktivierung der paraspinalen Muskulatur der Lenden- und Halswirbelsäule führen, was zu einer langfristigen Überlastung und Ermüdung der Rumpf- und Nackenmuskulatur führt. Dies ist vergleichbar mit der Ermüdung nach dem Flug.

Ganz zu schweigen vom Tragen von hohen Ansätzen, auch die falsche Schuhwahl kann zu Gelenkproblemen, Hautproblemen, Kreislaufproblemen und Achillessehnenproblemen (die sich bei längerem Tragen verkürzen und verhärten können) führen. Das regelmäßige und dauerhafte Tragen von hohen Ansätzen ist für Lipödem Patientinnen bis auf wenige Sonderfälle schädlich.

Die meisten Patientinnen mit Lipödem erleben eine radikale Umgestaltung ihres Körpers, nicht nur mit der Fettabsaugung, sondern auch mit einem gesunden Paleo-Lebensstil. Manchmal benötigen sie jedoch zusätzliche Operationen, um die Harmonie in ihrem Körper zu gewährleisten. Manchmal wollen sie, dass ich ihre atrophischen Brüste mit Fett aus ihren Beinen fülle, aber es wird nicht richtig sein, das entzündliche Fett auf die Brust zu übertragen.

Ob Lipödem oder nicht, eine Fettabsaugung bringt immer eine Erholung der Haut. Wenn eine Person jedoch viel schlaffe Haut hat, ist es unklar und fraglich, wie viel die Haut zusammentreten kann. Ein nachfolgendes „Lifting“ -Verfahren, wie z. B. eine Oberschenkelstraffung, kann erforderlich sein.

Im 18. Jahrhundert schrieb der französische Philosoph Denis Diderot einen Artikel mit dem Titel „Ich bereue es, meinen alten

Morgenmantel verlassen zu haben". Als Diderot von einem Freund einen neuen Morgenmantel geschenkt bekam, stellte er fest, dass ihn dies zwang, sein gesamtes Arbeitszimmer neu zu dekorieren. Denn der neue Morgenmantel ließ im Vergleich dazu alles im Zimmer alt und schäbig aussehen. Er ersetzte seinen alten Korbsessel durch einen mit marokkanischem Leder bezogenen Sessel; sein alter Schreibtisch wurde durch einen teuren Schreibtisch ersetzt; die Drucke, die er in der Vergangenheit so sehr liebte, wurden durch teurere Drucke ersetzt usw. Die Korrektur eines Platzes in der Ästhetik kann andere zusätzliche Verfahren erfordern, um die Ästhetik als Ganzes zu erreichen.

Die Diskrepanz zwischen Oberkörper und Unterkörper ist das Wesen des Lipödems. Ich erinnere mich sehr gut an einen Lipödem Patientin mit dynamischer Persönlichkeit, die oft mit sich selbst unzufrieden war. Nach der Operation sagte sie: „Mein Oberkörper war 40 und mein Unterkörper 44. Es war wirklich schwer, ein Kleid zu finden, das zu mir passt. Ich bin diese lästige Situation los, ich kann neuen Modetrends folgen. Außerdem habe ich das Gefühl, dass ein Rock leicht verrutscht."

Ich kann nicht sagen, dass jeder Patient, den ich operiert habe, glücklich ist. Glücklicherweise habe ich dies nur bei wenigen Patienten beobachtet. Darüber hinaus ist es schwierig, dies zu verstehen, obwohl ihre Beine nicht gut geformt sind, die meisten ihrer Symptome verschwunden sind (Druckempfindlichkeit, Ödem-Beschwerdewerte, Spannungsgefühl, Bluterguss-Beschwerdewerte haben sich deutlich verringert) und ihre Qualität des Lebens haben sich erheblich verbessert. Sie ignorierten die positiven Dinge, die sie erreicht hatten, und vergaßen leicht ihr präoperatives Aussehen.

Alles-oder-Nichts-Denken ist eine kognitive Verzerrung, die ein negativer Denkprozess ist. Menschen mit Angst oder Depression neigen oft dazu, nur die negative Seite einer Situation zu sehen. Alles-oder-Nichts-Menschen glauben, dass sie im Leben entweder völlig erfolgreich oder völlig erfolglos sind.

Lipödem-Operationen sind sehr schwierig. Ein Chirurg muss in einer Stresssituation viele Stunden im Stehen arbeiten. In der Klinik, in der ich Lipödem-Patienten operiert habe, traf ich auf einen Oberlehrer, der noch heute operiert. Ich fragte ihn, warum er die Operation immer noch durchführe. Er antwortete mir lachend: „Seit zehn Jahren habe ich immer daran gedacht, meinen Job zu kündigen, aber der Job lässt mich nicht los." Manchmal müssen wir im Leben eine Karriere wählen, die eher auf Leidenschaft als auf Geld basiert.

PALÄOLITHISCHER LEBENSSTIL NEU GELADEN

Die Superdry 4D-Fettabsaugung am Unterschenkel und Mittelschenkel und andere Fettabsaugungstechniken für den Rest sind obligatorische Schritte, um den Teufelskreis beim Lipödem zu durchbrechen. Das Lipödem erfordert sicherlich einen Jäger-Sammler-Lebensstil.

Ich erinnere mich an einer Karikatur von zwei Höhlenmenschen, die sich in einer Höhle unterhalten. Er sagte zu seinem Freund: „Etwas stimmt nicht – unsere Luft ist sauber, unser Wasser ist rein, wir bewegen uns alle viel, alles, was wir essen, ist biologisch und aus Freilandhaltung, und trotzdem lebt niemand älter als dreißig.“ Eine Rückkehr zu steinzeitlichen Verhältnissen ist weder möglich noch wünschenswert. Die Altsteinzeit war sicherlich kein Paradies, aber wir können das paläolithische Leben neu interpretieren und an unsere Zeit anpassen.

Das einfache Befolgen einer Paleo-Diät vereinfacht die Situation zu sehr. Die Ernährung, der Sie folgen, ist nicht die einzige wichtige Sache, die Sie ansprechen müssen, um gesund zu sein. Es ist nur ein Aspekt von vielen Elementen. Die paläolithische Ernährung unserer Vorfahren unterschied sich erheblich von den heutigen Standards. Es gibt jedoch kein einheitliches paläolithisches Ernährungsmuster. Die Nahrungsauswahl hing entscheidend von der geografischen Breite und dem Klima ab. Menschen waren anpassungsfähige Geschöpfe, die in entgegengesetzten Umgebungen und Breitengraden lebten. Studien zeigen, dass einige Stämme mehr von Fisch abhängig sind als von Pflanzen oder Fleisch; andere haben ihre Ernährung eher auf Pflanzen als auf Fleisch oder Fisch oder auf etwas mehr Fleisch als auf Fisch oder Pflanzen gestützt. Aber keiner von ihnen konsumierte die zuckerbasierten oder industrialisierten Produkte, die wir heute genießen. Daher unterschieden sich die Ernährungsweisen unserer paläolithischen Vorfahren deutlich in der Zusammensetzung der Makronährstoffe und dem Anteil an Gemüse im Vergleich zu tierischen Lebensmitteln. Es ist klar, dass es keine Paleo-Diät gibt, die für alle passt. Viele der Obst- und Gemüsesorten, die wir heute essen, haben sich durch landwirtschaftliche Methoden radikal verändert. Sie können die paläolithische Ernährung nicht einfach nachahmen.

Es ist noch unklar, welche Paleo-Diät wir befolgen sollen, aber eines ist sicher: Unser Körper ist darauf ausgelegt, sich wie Jäger und Sammler zu verhalten. Wenn ein Programm gemäß dem evolutionären Erbe des Menschen erstellt wird, besteht keine Notwendigkeit, einer strengen, stressigen Diät, Bewegung oder einem Anti-Stress-Programm zu folgen.

Es stimmt sicherlich, dass wir viele Anpassungen von unseren Paleo-Vorfahren geerbt haben. Wir befinden uns immer noch in der paläolithischen Struktur.

Verhaltensänderungen beim Essen, spontane körperliche Aktivität, positive psychische Verfassung, Bewusstsein, Naturverbundenheit und die Wiederherstellung des zirkadianen Rhythmus können als Hauptelemente des Paläo-Ansatzes beim Lipödem gezählt werden (Abbildung 14-15).

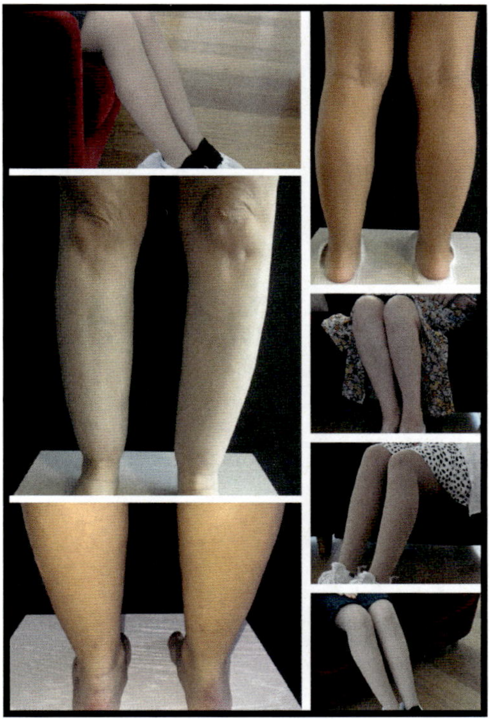

Bild 14

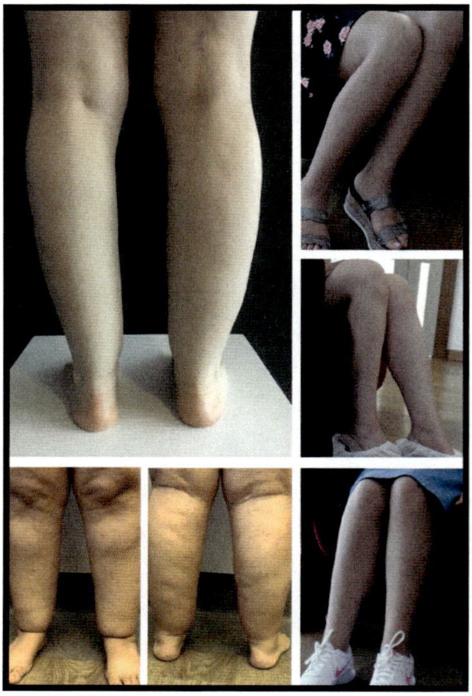

Bild 15

Lipödem-Patienten in unterschiedlichen Stadien. Ihr komfortables Ankleiden gehört zu den wichtigsten Beweisen für den Erfolg des Eingriffs.

RESSOURCEN

Abraham, S., Tschanz, C., Krischer, J., Saurat, J.H. (2007). "Lymphangitis due to insect sting" Dermatology 215: 260–261.

Abramson, J.H., Hopp, C., Epstein, L.M. (1981). "The epidemiology of varicose veins. A survey in western Jerusalem" J Epidemiol Comm Health 35:213-217Beaglehole, R. (1986). "Epidemiology of Varicose Veins" World J. Surg. 10: 898-902.

Abtahian, F. vd. (2003). "Regulation of blood and lymphatic vascular separation by signaling proteins SLP-76 and Syk" Science 299: 247–251

Adair, T.H., Moffatt, D.S., Paulsen, A.W., Guyton, A.C. (1982). "Quantitation of changes in lymph protein concentration during lymph node transit" Am J Physiol 243: H351-H359

Adair, T.H., Guyton, A.C. (1983). "Modification of lymph by lymph nodes. II. Effect of increased lymph node venous blood pressure" Am J Physiol 245: H616-H622

Adair, T.H., Guyton, A.C. (1985). "Modification of lymph by lymph nodes. III. Effect of increased lymph hydrostatic pressure" Am J Physiol 249: H777-H782

Adler, C.J. vd. (2013). "Sequencing ancient calcified dental plaque shows changes in oral microbiota with dietary shifts of the Neolithic and Industrial revolutions" Nature Genetics, 45(4), 450–455.

Agullo, F.J., Palladino, H., Sozer, S.O., Nikolay, S. (2017). "Complications of liposuction, advanced techniques in liposuction and fat transfer" Available at http://www.intechopen.com/books/advanced-techniques-in-liposuction-and Accessed at 15 May 2017

Ahima, R., Flier, J. (2000). "Adipose tissue as an endocrine organ" *Trends Endocrinol Metab* 11: 327–332.

Ajamian, M., Steer, D., Rosella, G. vd. (2019). "Serum zonulin as a marker of intestinal mucosal barrier function: May not be what it seems" *PLoS One*. 14(1): e0210728. https://doi.org/10.1371/journal.pone.0210728

Al-Ghadban, S. vd. (2019). "Dilatedblood and lymphatic microvessels, angiogenesis, increased macrophages, and adipocyte hypertrophy in lipedema thigh skin and fat tissue" Journal of Obesity. 8747461

Al-Ghadban, S., Herbst, L., Bunnell, B.A. (2019). "Lipedema: A Painful Adipose Tissue Disorder, Adipose Tissue - An Update" Leszek Szablewski, *IntechOpen,* Doi: 10.5772/intechopen.88632. Available from: https://www.intechopen.com/books/adipose-tissue-an-update/lipedema-a-painful-adipose-tissue-disorder

Alboni, P., Alboni, M., Bertorelle, G. (2008). "The origin of vasovagal syncope: to protect the heart or to escape predation?" Clin Auton Res. Aug; 18(4): 170-8.

Allen, E.V., Hines, E.A. (1940). "Lipedema of the legs: a syndrome characterized by fat legs and orthostatic edema" Proc Staff Meet Mayo Clin. 15:184–187

Altay, F., Karbancıoğlu-Güler, F., Daskaya-Dikmen, C., Heperkan, D. (2013). "A review on traditional Turkish fermented non-alcoholic beverages: microbiota, fermentation process and quality characteristics" Int J Food Microbiol. Oct 1;167(1): 44-56.

Alwardat, N. vd. (2019) "The effect of lipedema on health-related quality of life and psychological status: a narrative review of the literature" *Eating and Weight Disorders*: 1-6.

Amann-Vesti, B.R., Franzeck, U.K., Bollinger, A. (2001). "Microlymphatic aneurysms in patients with lipedema" *Lymphology*. 34: 170–175.

Amiot, M.J. vd. (2016). "Effects of dietary polyphenols on metabolic syndrome features in humans: a systematic review" Obes. Rev. 17: 573-586

Amsler, F., Blattler, W. (2008). "Compression therapy for occupational leg symptoms and chronic venous disorders—A meta-analysis of randomised controlled trials" Eur J Vasc Endovasc Surg 35:366–372

Anderson, J.W., Konz, E.C., Frederich, R.C., Wood, C.L. (2001). "Long-term weight-loss maintenance: a meta-analysis of U.S. studies" *Am J Clin Nutr* 74: 579–584

Anderson, N.D., Lau, M.A., Segal, Z.V., Bishop, S.R. (2007). "Mindfulness-based stress reduction and attentional control" *Clin. Psychol. Psychother.* 14:449. doi: 10.1002/cpp.544

Anderson, V. (2004). "Creatures of Empire: How Domestic Animals Transformed Early America" New York: Oxford University Press, 32-35

Anh, N.H., Kim, S.J., Long, N.P. vd. (2020). "Ginger on Human Health: A Comprehensive Systematic Review of 109 Randomized Controlled Trials" Nutrients 12(1):157.

Armelagos, G.J. vd. (1989). "The origins of agriculture" Mark Nathan Cohen, Health and the rise of civilization (New Haven: Con.), 61-2, 115-117

Armelagos, G.J. (1991). "Population Growth during a Period of Declining Health" Population and Environment, 13(1): 9-22.

Arnoldi, C.C. (1964). "The venous return from the lower leg: a synthesis" *Acta Orthop Scand.* 64: 1–75

Aukland, K. (1994). "Why don't our feet swelling in the upright position?" News Physiol Sci 9: 214–219.

Aydın, M.A., Salukhe, T.V., Wilke, I., Willems, S. (2010). "Management and therapy of vasovagal syncope: A review" World J Cardiol. Oct 26; 2(10): 308-15

Babic, T., Browning, K.N. (2014). "The role of vagal neurocircuits in the regulation of nausea and vomiting" Eur J Pharmacol 722: 38–47

Baddour, L.M., Bisno, A.L. (1985). "Non-group A beta-hemolytic streptococcal cellulitis: association with venous and lymphatic compromise" Am J Med. 79:155–159.

Badman, M.K., Flier, J.S. (2005). "The gut and energy balance: visceral allies in the obesity wars" Science 307:1909–1914

Baranowska, B., Bik, W. (2010). "Fizjologiczna rola adiponektyny" *Postep Nauk Med* 6: 503–508

Bates, V. (2016). "'Under Cross-Examination She Fainted': Sexual Crime and Swooning in the Victorian Courtroom" *Journal of Victorian Culture,* 21:4, 456-470,

Bauer, A.T. vd. (2019). "New Insights on Lipedema" *Plastic and Reconstructive Surgery.* 144(6): 1475

Baumgartner, A., Hueppe, M., Schmeller, W. (2016). "Long-term benefit of liposuction in patients with lipoedema: a follow-up study after an average of 4 and 8 years" Br J Dermatol. 174(5):1061–1067.

Baxter, R.A. (1999). "Histologic effects of ultrasound-assisted lipoplasty" *Aesthetic Surg* J 19:109–114.

Baviera, G. vd. (2014). "Microbiota in healthy skin and in atopic eczema" Biomed Res Int 436921.

Bazar, K.A., Yun, A.J., Lee, P.Y. (2004). "Debunking a myth: neurohormonal and vagal modulation of sleep centers, not redistribution of blood flow, may account for postprandial somnolence" *Med Hypotheses*. 63(5):778-782

Beaglehole, R., Prior, I.A.M., Salmond, C.E., Davidson, F. (1975). "Varicose veins in the South Pacific" Int J. Epidemiol. 4: 295-99.

Bechara, F.G., vd. (2006). "Lipolysis of lipomas in patients with familial multiple lipomatosis: an ultrasonography-controlled trial" *J Cutan Med Surg.* 10:155–159

Becker, C., Neurath, M.F., Wirtz, S. (2015). “The intestinal microbiota in inflammatory bowel disease” ILAR J 56:192–204

Beighton, P.H. vd. (1988). “International nosology of heritable disorders of connective tissue, Berlin 1986” *Am J Med Genet* 29: 581–594

Beja-Pereira, A. vd. (2006). “The origin of European cattle: evidence from modern and ancient DNA” *Proc Natl Acad Sci U S A* 103: 8113-8118.

Belcaro, G., Nicolaides, A.N. (2000). *Noninvasive Investigations in Vascular Disease*, Imperial College Press, London

Beltran, K., Herbst, K. L. (2017). “Differentiating lipedema and dercum’s disease” International Journal of Obesity, vol. 41, no. 2, pp. 240–245

Benatti, F. vd. (2012). “Liposuction Induces a Compensatory Increase of Visceral Fat Which Is Effectively Counteracted by Physical Activity: A Randomized Trial” The Journal of Clinical Endocrinology & Metabolism, Volume 97, Issue 7, 1 July 2012, Pages 2388–2395

Benedik, E. (2022). “Sources of vitamin D for humans” Int J Vitam Nutr Res. Mar; 92(2): 118-125

Benigni, J.P., Sadoun, S., Allaert, F.A. vd. (2003). “Efficacy of class 1 elastic compression stockings in the early stages of chronic venous disease. A comparative study” *Int Angiol* 22: 383–392

Bennion, L.D., Adams, G.R. (1986). “A revision of the extended version of the objective measure of ego identity status: An identity instrument for use with late adolescents” Journal of Adolescent Research, 1, 183-198.

Bermon S. vd. (2015). “The microbiota: an exercise immunology perspective” Exercise Immunology Review. 21: 70–79.

Berthoud, H-R. (2008). “The vagus nerve, food intake and obesity” Regul Pept 149: 15–25

Bilancini, S., Lucchi, M., Tucci, S., Eleuteri, P. (1995). “Functional lymphatic alterations in patients suffering from lipedema” *Angiology* 46: 333-339.

Bilgiç, H., Hakkı, E.E., Pandey, A., Khan, M.K., Akkaya, M.S. (2016). “Ancient DNA from 8400 Year-Old Çatalhöyük Wheat: Implications for the Origin of Neolithic Agriculture” PLoS One. Mar 21; 11(3): e0151974.

Bird-David, N. (1992). “Beyond ‘the original affluent society’: a culturalist reformulation” Current Anthropol. 33(1): 25–47. doi: 10.1086/204029.

Bishehsari, F., Voigt, R.M., Keshavarzian, A. (2020). “Circadian rhythms and the gut microbiota: from the metabolic syndrome to cancer” *Nat Rev Endocrinol* 16, 731–739

Björntorp, P. (1991). “Metabolic implications of body fat distribution” *Diabetes Care* 14: 1132–1143

Bilancini, S. vd. (1995). “Functional lymphatic alterations in patients suffering from lipedema” *Angiology* 46: 333-339

Bogaard, A. vd. (2013). “Crop manuring and intensive land management by Europe’s first farmers” *Proc Natl Acad Sci U S A* 110: 12589-12594

Bogaard, A. vd. (2013). “The archaeobotany of mid-later occupation levels at Çatalhöyük” *Humans and Landscapes of Çatalhöyük: Reports from the 2000-2008 Seasons*, editor Ian Hodder, Cotsen Institute of Archaeology Press, Los Angeles, CA vol. 8, 93–128

Bogaard, A. vd. (2017). “Agricultural innovation and resilience in a long-lived early farming community: The 1,500-year sequence at Neolithic Çatalhöyük, central Anatolia” *Anatol. Stud.* 67, 1–28

Bollinger, A., Amann-Vesti, B.R. (2007). “Fluorescence microlymphography: diagnostic potential in lymphedema and basis for the measurement of lymphatic pressure and flow velocity” *Lymphology*. 40: 52–62.

Bolton, M.A., Pruzinsky, T., Cash, T.F., & Persing, J.A. (2003). "Measuring outcomes in plastic surgery: Body image and quality of life in abdominoplasty patients" Plastic & Reconstructive Surgery, 112, 619-625.

Bonaz, B., Sinniger, V., Pellissier, S. (2016). "Anti-inflammatory properties of the vagus nerve: potential therapeutic implications of vagus nerve stimulation" J Physiol 594:5781–5790

Bonaz, B., Bazin, T., Pellissier, S. (2018). "The Vagus Nerve at the Interface of the Microbiota-Gut-Brain Axis" Front Neurosci. Feb 7;12:49. doi: 10.3389/fnins.2018.00049. PMID: 29467611; PMCID: PMC5808284.

Bosman, E.S., Albert, A.Y., Lui, H., Dutz, J.P., Vallance, B.A. (2019). "Skin exposure to narrow band ultraviolet (UVB) light modulates the human intestinal microbiome" Front Microbiol. 10: 2410.

Bouchard, C. vd. (1990). "The response to long-term overfeeding in identical twins" *N Engl J Med* 322: 1477–1482

Bouchard, C., Despres, J.P., Mauriege, P. (1993) "Genetic and nongenetic determinants of regional fat distribution" *Endocr Rev* 14: 72–93

Boulenger, J.P., Uhde, T.W., Wolff, E.A., III, Post, R.M. (1984). "Increased sensitivity to caffeine in patients with panic disorders" *Arch Gen Psychiatry* 41: 1067–1071

Brand, F.N., Dannenberg, A.L., Abbott, R.D., Kannel, W.B. (1988). "The epidemiology of varicose veins: The Framingham study" Am J Prev Med 4: 96-101.

Bray, M.S., Young, M.E. (2007). "Circadian rhythms in the development of obesity: potential role for the circadian clock within the adipocyte" *Obes Rev.* Mar;8(2):169-181

Bräutigam, P. vd. (1998). "Analysis of lymphatic drainage in various forms of leg edema using two compartment lymphoscintigraphy" *Lymphology* 31: 43-55

Breneman, J.C. (1978). "Basics of food allergy" *Springfield, IL*: Charles C. Thomas; 8

Brenner, S.L. vd. (2015). "Evolutionary Mismatch and Chronic Psychological Stress" *Journal of Evolutionary Medicine*, Ashdin Publishing, vol.3, doi: 10.4303/jem/235885

Breu, F.X., Wollmann, J.C. (2010). "Clinical and technical follow-up after sclerotherapy" *Dermatol Surg.* 36(Suppl 2): 1004–1009. doi: 10.1111/j.1524-4725.2009.01404.x.

Bringhurst, F.R., Demay, M.B. and Kronenberg, H.M. (2003). "Hormones and Disorders of Mineral Metabolism" In: Larsen, P.R., Kronenberg, H.M., Melmed, S., et al., Eds., Williams Textbook of Endocrinology, 10th Edition, Elsevier, Philadelphia, 1323-1324.

Britto, S., Kellermayer, R. (2019). "Carbohydrate Monotony as Protection and Treatment for Inflammatory Bowel Disease" *J Crohns Colitis.* 25;13(7): 942-948.

Brockington, G. vd. (2021). "Storytelling increases oxytocin and positive emotions and decreases cortisol and pain in hospitalized children" Proc Natl Acad Sci U S A. Jun 1; 118(22): e2018409118

Brorson, H., Ohlin, K., Olsson, G., Svensson, B., Svensson, H. (2008). "Controlled compression and liposuction treatment for lower extremity lymphedema" *Lymphology.* 41:52–63

Brown, E.A. (2012). "Genetic explorations of recent human metabolic adaptations: hypotheses and evidence" Biological Reviews. 87: 838–855.

Brown, R.G. (2016). "The book of Lilith" Google books, p. 210

Browning, K.N., Verheijden, S., Boeckxstaens, G.E. (2017). "The vagus nerve in appetite regulation, mood, and intestinal inflammation" Gastroenterology 152:730–744

Bruce, M., Scott, N., Shine, P., Lader, M. (1992). "Anxiogenic effects of caffeine in patients with anxiety disorders" *Arch Gen Psychiatry* 49: 867–869

Buck, D.W., Herbst, K.L. (2016). "Lipedema: a relatively common disease with extremely common misconceptions" *Plast Reconstr Surg Glob Open.* 4(9): e1043

Burkitt, D.P. (1972). "Varicose veins, deep vein thrombosis, and haemorrhoids: Epidemiology and suggested aetiology" BMJ 2: 556-561.

Burkitt, D.P. (1976). "Varicose veins: facts and fantasies" Arch Surg 111: 1327-1332.

Buso, G. vd. (2019). "Lipedema: A Call to Action!" *Obesity (Silver Spring)* Oct; 27(10): 1567–1576

Callam, M.J., Ruckley, C.V., Dale, J.J. vd. (1987). "Hazards of compression treatment of the leg: an estimate from Scottish surgeons" *Br Med J (Clin Res Ed)* 295: 1382

Campbell, A., Matthews, S. (2005). "Darwin's illness revealed" Postgrad Med J. Apr; 81(954): 248–251. doi: 10.1136/pgmj.2004.025569

Campbell, P.J., Carlson, M.G., Hill, J.O., Nurjhan, N. (1992). "Regulation of free fatty acid metabolism by insulin in humans: role of lipolysis and reesterification" *Am. J. Physiol.* 263(6 Pt 1), 1063–1069

Cannon, W.B. (1927). *Bodily Changes in Pain, Hunger, Fear and Rage: An Account of Recent Researches into the Function of Emotional Excitement,* D. Appleton and Company, New York, USA.

Canoy, D. vd. (2005). "Cigarette smoking and fat distribution in 21, 828 British men and women: a population-based study" Obes Res 13:1466–1475.

Capron, J.P., Delamarre, J., Herve, M.A. vd. (1981). "Meal frequency and duration of overnight fast: a role in gall-stone formation?" *Br Med J.* 283: 1435

Carabotti, M., Scirocco, A., Maselli, M.A., Severi, C. (2015). "The gut-brain axis: interactions between enteric microbiota, central and enteric nervous systems" Ann Gastroenterol 28: 203–209.

Cárdenas-Camarena, L., Arenas-Quintana, R., Robles-Cervantes, J.A. (2011). "Buttocks fat grafting: 14 years of evolution and experience" Plast Reconstr Surg. 128:545–555

Cárdenas-Camarena, L., Bayter, J.E., Aguirre-Serrano, H. vd. (2015). "Deaths caused by gluteal lipoinjection: what are we doing wrong?" Plast Reconstr Surg. 136:58–66

Carlberg, C. (2019). "Nutrigenomics of Vitamin D" Nutrients. Mar 21;11(3): 676.

Carter, C.S. (2018). "Oxytocin and Human Evolution" Curr Top Behav Neurosci. 35: 291-319.

Carvalho, C.A. vd. (2015). "Reduction of Pain and Edema of the Legs by Walking Wearing Elastic Stockings" Int J Vasc Med. 648074. doi: 10.1155/2015/648074

Chang, Q., Liu, R., Shen, Z. (2013). "Effects of slow breathing rate on blood pressure and heart rate variabilities" Int. J. Cardiol. 169: e6–e8.

Charles, M. vd. (2014). "Landscape and taskscape at Çatalhöyük: An integrative perspective" *Integrating Çatalhöyük: Themes from the 2000-2008 Seasons*, editor Ian Hodder, Cotsen Institute of Archaeology Press, Los Angeles, CA, 71–108

Charon, R. (2006). "Narrative medicine" *Honoring the stories of illness* Oxford University Press, New York.

Charon, R. (2001). "Narrative medicine: A model for empathy, reflection, profession, and trust" *JAMA* Oct 17; 286(15): 1897–902

Charon, R., Hermann, N., Devlin, M.J. (2016). "Close reading and creative writing in clinical education: teaching attention, representation, and affiliation" *Acad Med.* 91(3): 345–350

Chen, K., Xie, Y., Hu, P., Zhao, S., Mo, Z. (2010). "Multiple symmetric lipomatosis: substantial subcutaneous adipose tissue accumulation did not induce glucose and lipid metabolism dysfunction" *Ann Nutr Metab.* 57(1): 68–73

Chenard, C.A., Rubenstein, L.M., Snetselaar, L.G., Wahls, T.L. (2019). "Nutrient

Composition Comparison between a Modified Paleolithic Diet for Multiple Sclerosis and the Recommended Healthy U.S.-Style Eating Pattern" Nutrients. Mar 01; 11(3)

Child, A.H., Gordon, K.D., Sharpe, P. vd. (2010). "Lipedema: an inherited condition" Am J Med Genet A 152A: 970-976.

Chiu, K.L. vd. (2006). "Effects of venous compression of the legs on overnight rostral fluid shift and obstructive sleep apnea" Am J Respir Crit Care Med. Dec 15; 174(12): 1378-83.

Chow, J. (2002). "Probiotics and prebiotics: A brief overview" J Ren Nutr. Apr;12(2): 76-86. doi: 10.1053/jren.2002.31759. PMID: 11953920.

Christen, A.G., Christen, J.A. (1997). "Horace Fletcher (1849-1919): 'The Great Masticator'" *J Hist Dent.* Nov; 45(3): 95-100

Clavel T. vd. (2005). "Intestinal bacterial communities that produce active estrogen-like compounds enterodiol and enterolactone in humans" Appl. Environ. Microbiol. 71: 6077-6085

Clayes, R., Thiery, L., Uytterhaegen, P. (1993). "La pompe musculaire du mollet: videophlebographie et EMG simultanée" *Phlébologie* 46: 287–292

Colberg, S.R. vd. (2009). "Postprandial walking is better for lowering the glycemic effect of dinner than pre-dinner exercise in type 2 diabetic individuals" *J Am Med Dir Assoc.* 10(6):394-397

Collins, P.S. vd. (1989). "Abnormalities of lymphatic drainage in lower extremities: a lymphoscintigraphic study" J Vasc Surg. 9: 145–152.

Comiskey, C. (2004). "Cosmetic Surgery in Paris in 1926: The Case of the Amputated Leg" Journal of Women's History. Vol. 16, Iss. 3; 26-30

Cordain, L. (1999). "Cereal grains: Humanity's double-edged sword" World Review of Nutrition and Dietetics, 84, 19–73.

Coetzee, O., Filatova, D. (2017). "Lipidema and Lymphedema: the 'Leaky Lymph,' Weight Loss Resistance and the Intestinal Permeability Connection" EC Nutrition 11.6, 233-243.

Cogen, A.L., Nizet, V., Gallo, R.L. (2008). "Skin microbiota: a source of disease or defence?" Br J Dermatol. 158(3): 442-455

Coon, W.W., Willis, P.W., Keller, J.B. (1973). "Venous thromboembolism and other venous disease in the Tecumseh Community Health Study" Circulation 48: 839-846.

Cornu-Thenard, A., Boivin, P., Baud, J-M., de Vincenzi, I., Carpentier, P.H. (1994). "Importance of the familial factor in varicose disease: Clinical study of 134 families" J Dermatol Surg Oncol 20: 318-326.

Cox, N.H. (2002). "Management of lower leg cellulitis" Clin Med (Lond) 2:23–27

Craven, M.P., Fekete, E.M. (2019). "Weight-related shame and guilt, intuitive eating, and binge eating in female college students" Eat Behav. 33: 44-48.

Crawford, M.A., Gale, M.M., Woodford, M.H. (1969). "Linoleic acid and linolenic acid elongation products in muscle tissue of Syncerus caffer and other ruminant species" Biochem J 115: 25-27.

Crerand, C.E., Franklin, M., Sarwer, D.B. (2008). "Body dysmorphic disorder and cosmetic surgery" Plastic & Reconstructive Surgery, 122, 1-15.

Curri, S.B., Merlen, J.F. (1986). "Microvascular disorders of adipose tissue" J Mal Vasc. 11: 303-309

Curry, F.E., Huxley, V.H., Adamson, R.H. (1983). "Permeability of single capillaries to intermediate-sized colored solutes" Am J Physiol, 245: H495-H505

Çelik, E.E., Gökmen, V. (2018). "A Study on Interactions between the Insoluble Fractions of Different Coffee Infusions and Major Cocoa Free Antioxidants and Different Coffee Infusions and Dark Chocolate" Food Chem. 255, 8–14.

Dadras, S.S. vd. (2005). "Tumor lymphangiogenesis predicts melanoma metastasis to sentinel lymph nodes" Mod Pathol 18: 1232–1242

Dadras, M., Mallinger, P.J., Corterier, C.C., Theodosiadi, S., Ghods, M. (2017). "Liposuction in the treatment of lipedema: a longitudinal study" Arch Plast Surg. 44(4): 324–331.

Dafni, H., Israely, T., Bhujwalla, Z.M., Benjamin, L.E., Neeman, M. (2002). "Overexpression of vascular endothelial growth factor 165 drives peritumor interstitial convection and induces lymphatic drain: magnetic resonance imaging, confocal microscopy, and histological tracking of triple-labeled albumin" Cancer Res 62: 6731–6739

Dalal, A., (2017). "Interventions for the prevention of recurrent erysipelas and cellulitis" Cochrane Database Syst Rev (6): CD009758

D'Angelo, A., Selhub, J. (1997). "Homocystine and thrombotic disease" Blood 90: 1-11.

Date, Y. (2014). "The vagus nerve and ghrelin function. Central Functions of the Ghrelin Receptor: The Receptors" New York, NY: Springer; p. 53–61.

Date, Y. (2012). "Ghrelin and the vagus nerve" Methods Enzymol 514:261–269

Davis, G. Senger, D.R. (2005). "Endothelial Extracellular Matrix: Biosynthesis, Remodeling, and Functions During Vascular Morphogenesis and Neovessel Stabilization" Circ Res 97: 1093–1107

Davis, G.E. (2009). "Matricryptic sites control tissue injury responses in the cardiovascular system: Relationships to pattern recognition receptor regulated events" J Mol Cel Cardiol in press, 454-460

De Benedetto, M.A.C., de Castro, A.G., de Carvalho, E., Sanogo, R., Blasco, P.G. (2007). "From suffering to transcendence. Narratives in palliative care" *Can Fam Physician.* 53: 1277–1279

De Filippo, C. vd. (2010). "Impact of diet in shaping gut microbiota revealed by a comparative study in children from europe and rural Africa" *Proc. Natl. Acad. Sci. U.S.A.* 107 14691–14696 10.1073/pnas.1005963107

Deby, C. (1989). "Decreased tocopherol concentrations of varicose veins associated with a decrease in antilipoperoxidant activity without similar changes in plasma" Phlebology 4: 113.

Del Rosso, James, Q. Levin, Jacqueline (2011). "The Clinical Relevance of Maintaining the Functional Integrity of the Stratum Corneum in both Healthy and Disease-affected Skin". The Journal of Clinical and Aesthetic Dermatology. 4 (9): 22–42.

DePhillipo, N.N. vd. (2018). "Efficacy of Vitamin C Supplementation on Collagen Synthesis and Oxidative Stress After Musculoskeletal Injuries: A Systematic Review" Orthop J Sports Med. Oct 25; 6(10): 2325967118804544.

Descartes, R. (1991). Principles of Philosophy, Kluwer Academic Publisher.

Després, J.P. (2012). "Body fat distribution and risk of cardiovascular disease: an update" *Circulation* 126(10): 1301–1313

Diamond, J. (1997). *Guns, Germs, and Steel: The Fates of Human Societies*, W.W. Norton, New York.

Diehl, R.R. (2005). "Vasovagal syncope and Darwinian fitness" Clin Auton Res. Apr; 15(2): 126-129.

Dietrich, O., Notroff, J. (2015). "A sanctuary, or so fair a house? In defense of an archaeology of cult at Pre-Pottery Neolithic Göbekli Tepe" In: Nicola Laneri (eds.), Defining the Sacred: Approaches to the Archaeology of Religion in the Near East. Oxford: Oxbow 75-89.

Dietrich, O., Notroff, J., Schmidt, K. (2017). "Feasting, Social Complexity and the Emergence of the Early Neolithic of Upper Mesopotamia: A View from Göbekli Tepe" in: R. J. Chacon and R. G. Mendoza (eds.), Feast, Famine or Fighting? Multiple Pathways to Social Complexity. Studies in Human Ecology and Adaptation 8, New York: Springer 91-132.

Dietzel, R., Reisshauer, A., Jahr, S., Calafiore, D., Armbrecht, G. (2015). "Body composition in lipoedema of the legs using dual-energy X-ray absorptiometry: a case-control study" *Br J Dermatol* 173: 594-596.

Dimidi, E., Cox, S.R., Rossi, M., Whelan, K. (2019). "Fermented Foods: Definitions and Characteristics, Impact on the Gut Microbiota and Effects on Gastrointestinal Health and Disease" Nutrients. Aug 5; 11(8): 1806. doi: 10.3390/nu11081806. PMID: 31387262; PMCID: PMC6723656

Dinges, W.L. vd. (2005). "Regional body fat distribution in HIV-infected patients with lipodystrophy" *J Investig Med.* 53(1): 15–25

DiNicolantonio, J.J., O'Keefe, J.H., Wilson, W. (2018). "Subclinical magnesium deficiency: a principal driver of cardiovascular disease and a public health crisis" Open Heart. Jan 13; 5(1): e000668.

Distante, F., Bacci, P.A., Carrera, M. (2006). "Efficacy of a multifunctional plant complex in the treatment of the so-called 'cellulite': clinical and instrumental evaluation" *Int J Cosmet Sci.* 28(3): 191-206.

Dixon, J.B. (2010). "Lymphatic lipid transport: sewer or subway?" Trends Endocrinol Metab.

Divinsky, M. (2007). "Stories for life. Introduction to narrative medicine" *Can Fam Physician.* 53: Eng. 203–204, Fr. 209–211

Do, M.T., Chang, V.C., Kuran, N., Thompson, W. (2015). "Fall-related injuries among Canadian seniors, 2005–2013: an analysis of the Canadian Community Health Survey" Chronic Dis. Inj. Can. 35, 99

Doyal, L. (1991). *The Political Economy of Health*, Pluto Press

Du Preez, S., Corbitt, M., Cabanas, H. vd. (2018). "A systematic review of enteric dysbiosis in chronic fatigue syndrome/myalgic encephalomyelitis" *Systematic Reviews,* volume 7, Article number: 241

Du Teil, E.M. vd. (2018). "Talk to your gut: the oral-gut microbiome axis and its immunomodulatory role in the etiology of rheumatoid arthritis" FEMS Microbiol. Rev.

Dubnov-Raz, G., Constantini, N.W., Yariv, H., Nice, S., Shapira, N. (2011). "Influence of water drinking on resting energy expenditure in overweight children" *Int J Obes* (Lond). 35(10): 1295-1300.

Dupuy, A. vd. (1999). "Risk factors for erysipelas of the leg (cellulitis): case-control study" BMJ. 318:1591–1594.

Duarte, I.C. vd. (2017). "Tribal love: the neural correlates of passionate engagement in football fans" Soc Cogn Affect Neurosci. May 1; 12(5): 718-728

Ducimetiere, P., Richard, J.L., Pequignot, G., Warnett, J.M. (1981). "Varicose veins: A risk factor for atherosclerotic disease in middle-aged men" Int J Epidem 10: 329-335.

Dunbar, R. (2014). "How conversations around campfires came to be" Proceedings of the National Academy of Sciences 111 (39) 14013-14014. Sept.22 DOI:10.1073/pnas.1416382111

Dye, S.F. (1987). "An evolutionary perspective of the knee" J Bone Joint Surg Am. Sep; 69(7): 976-83.

Eaton, S.B., Konner, M.J. (1985). "Paleolithic nutrition. A consideration of its nature and current implications" N Engl J Med 312: 283-289.

Ebbeling, C.B. vd. (2012). "Effects of dietary composition on energy expenditure during weight-loss maintenance" *JAMA* 307: 2627-2634

Ebbeling, C.B., Feldman, H.A., Klein, G.L. vd. (2018). "Effects of a low carbohydrate diet on energy expenditure during weight loss maintenance: randomized trial" *BMJ* 363: k4583, Nov 14, doi: 10.1136/bmj.k4583

Eikelboom, J.W, Baker, R.I. (1998). "Venous thrombosis and hyperhomocysteinaemia" MJA 169: 313-315.

Eklof, B. vd. (2004). "Revision of the CEAP classification for chronic venous disorders: consensus statement" *Journal of Vascular Surgery* 40(6):1248-1252.

El-Bendary, N., Tan, Q., Pivot, F.C., Lam, A. (2013). "Fall detection and prevention for the elderly: A review of trends and challenges" Int. J. Smart Sens. Intell. Syst. 6, 1230–1266

Elfhag, K., Rössner, S. (2005). "Who succeeds in maintaining weight loss? A conceptual review of factors associated with weight loss maintenance and weight regain" *Obes. Rev.* 6:67–85. doi: 10.1111/j.1467-789X.2005.00170.x

Emanuele, E., Bertona, M., Geroldi, D. (2010). "A multilocus candidate approach identifies ACE and HIF1A as susceptibility genes for cellulite" *J Eur Acad Dermatol Venereol* 24: 930–935

Emanuele, E., Minoretti, P., Altabas, K. vd. (2011). "Adiponectin expression in subcutaneous adipose tissue is reduced in women with cellulite" *Int J Dermatol* 50: 412–416

Eneroth, H., Wallin, S., Leander, K., Nilsson Sommar, J., Åkesson, A. (2017). "Risks and Benefits of Increased Nut Consumption: Cardiovascular Health Benefits Outweigh the Burden of Carcinogenic Effects Attributed to Aflatoxin B- Exposure" Nutrients. Dec 13; 9(12): 1355. doi: 10.3390/nu9121355. PMID: 29236075; PMCID: PMC5748805.

Epstein, L.H., Temple, J.L., Roemmich, J.N., Bouton, M.E. (2009). "Habituation as a determinant of human food intake" *Psychol Rev* 116:384–407

Eriksson, H. vd. (1995). "Evidence for the key role of the adipocyte cGMP-inhibited cAMP phosphodiesterase in the antilipolytic action of insulin" *Biochim. Biophys. Acta* 1266(1), 101–107

Eshed, V., Gopher, A., Pinhasi, R., Hershkovitz, I. (2010). "Paleopathology and the Origin of Agriculture in the Levant" American Journal o fPhysical Anthropology, 143: 121-133.

Ewald, P. (1994). *Evolution of Infectious Disease,* Oxford University Press, New York

Ewald, P.W. (1980). "Evolutionary biology and the treatment of signs and symptoms of infectious disease" *J Theor Biol* 86: 169-176

Ewald, P.W. (1995). "The evolution of virulence: a unifying link between ecology and parasitology" *J Parasitol* 81: 659-669

Ewart, A., Perry, C., Connell, J. vd. (2004). "The role of insulin and the adipocytokines in regulation of vascular endothelial function" *Clin Sci* 107: 519–532

Evans, R.D.R., Antonelou, M., Henderson, S., Walsh, S.B., Salama, A.D. (2019). "Emerging evidence of an effect of salt on innate and adaptive immunity" *Nephrol. Dial.* Transplant. Dec 01;34(12):2007-2014.

Fabbrini, E., Sullivan, S., Klein, S. (2010). "Obesity and nonalcoholic fatty liver disease: biochemical, metabolic, and clinical implications" *Hepatology* 51(2): 679–689.

Faerber, G. (2014). "Der übergewichtige Patient mit CVI oder Lymphödem. Risikofaktor oder Ursache?" *Vasomed* 26: 19

Faraj, M., Lu, H., Cianflone, K. (2004). "Diabetes, lipids, and adipocyte secretagogues" *Biochem Cell Biol.* 82: 170–190

Farshchi, H.R., Taylor, M.A., Macdonald, I.A. (2004). "Regular meal frequency creates more appropriate insulin sensitivity and lipid profiles compared with irregular meal frequency in healthy lean women" *Eur J Clin Nutr.* 58: 1071–1077

Febbraio, M.A., Pedersen, B.K. (2005). "Contraction-induced myokine production and release: is skeletal muscle an endocrine organ?" *Exercise and Sport Sciences Reviews*

33: 114-119.

Ferraro, G.A., Rossano, F., Andrea, F. (2005). "Self-perception and self-esteem of patients Seeking Cosmetic Surgery" Aesthetic Plastic Surgery, 103, 83-89.

Ferreira, J.J. vd. (2010). "Manual lymphatic drainage for premenstrual syndrome symptoms: a pilot study" Fisioter Pesq. 17: 75–80.

Fielding, J.M., Rowley, K.G., Cooper, P., O' Dea, K. (2005). "Increases in plasma lycopene concentration after consumption of tomatoes cooked with olive oil" Asia Pac J Clin Nutr. 14(2):131-136.

Fife, C.E., Maus, E.A., Carter, M.J. (2010). "Lipedema: a frequently misdiagnosed and misunderstood fatty deposition syndrome" *Adv Skin Wound Care.* 23: 81–92. doi: 10.1097/01.ASW.0000363503.92360.91.

Fioretti, C. vd. (2016). "Research studies on patients' illness experience using the narrative medicine approach: a systematic review" *BMJ Open* 6: e011220. doi: 10.1136/ bmjopen-2016-011220

Florjański, J. vd. (2001). "The course of pregnancy, delivery and puerperium in women with varices and thrombophlebitis of lower extremities, after application of low molecular weight heparins"*Ginekol Pol* 72(12A): 1291–1295

Flour, M., Clark, M., Partsch, H. vd. (2013). "Dogmas and controversies in compression therapy: report of an International Compression Club (ICC) meeting, Brussels, May 2011" Int Wound J 10: 516–526

Foley, E., Matheis, R., Schaefer, C. (2002). "Effect of forced laughter on mood" *Psychol Rep.* 90(1): 184.

Fonseca-Alaniz, M.H., Takada, J., Alonso-Vale, M.I.C., Lima, F.B. (2006). "The adipose tissue as a regulatory center of the metabolism" Arq Bras Endocrinol Metab, 50: 216-229

Ford, A.L. vd. (2010). "Treatment of childhood obesity by retraining eating behaviour: randomised controlled trial" *BMJ* 340: b5388

Forner-Cordero, I., Szolnoky, G., Forner-Cordero, A., Kemeny, L. (2012). "Lipedema: an overview of its clinical manifestations, diagnosis and treatment of the disproportional fatty deposition syndrome - systematic review" *Clin Obes.* 2: 86–95

Földi, E., Földi, M. (2005). "Das Lipödem" *Lehrbuch der Lymphologie für Mediziner, Masseure und Physiotherapeuten.* Munich Elsevier, Urban&Fischer, 443-453.

Földi, M., Földi, E., Kubik, S. (2005). *Textbook of Lymphology*, New York: Elsevier

Freese, J., Klement, R.J., Ruiz-Núñez, B., Schwarz, S., Lötzerich, H. (2017). "The sedentary (r)evolution: Have we lost our metabolic flexibility?" F1000Res. Oct 2;6: 1787

Fried, M., Abramson, S., Meyer, J.H. (1987). "Passage of salivary amylase through the stomach in humans" *Dig. Dis. Sci.* 32: 1097–1103.

Fuss, J., Uhlig, G., Böhme, M. (2018). "Earliest evidence of caries lesion in hominids reveal sugar-rich diet for a Middle Miocene dryopithecine from Europe" *PLoS One.* 13(8):e0203307 doi:10.1371/journal.pone.0203307

Gaby, A. (2013). "A review of the fundamentals of diet" *Glob Adv Health Med.* 2(1):58-63.

Galanaud, J.P, Laroche, J.P., Righini, M. (2013). "The history and historical treatments of deep vein thrombosis" *J Thromb Haemost.* 11(3): 402–411

Garcia Hidalgo, L. (2002). "Dermatological complications of obesity" *Am J Clin Dermatol.* 3:497–506.

Garcia-Martinez, O., Ruiz, C., Gutierrez-Ibanez, A., Illescas-Montes, R., Melguizo-Rodriguez, L. (2018). "Benefits of Olive Oil Phenolic Compounds in Disease Prevention" Endocr. Metab. Immune Disord. Drug Targets. 18:333–340.

Gardner, A.M., Fox, R.H. (1993). "Peripheral venous physiology" In: Gardner AM, Fox RH, editors. The return of the blood to the heart London: John Libbey; 61-87.

Garg, A. (2011). "Clinical review: lipodystrophies: genetic and acquired body fat disorders" *J Clin Endocrinol Metab.* 96(11):3313–3325

Gaskell, P., Parrott, J.C. (1978). "The effect of a mechanical venous pump on the circulation of the feet in the presence of arterial obstruction" *Surg Gynecol Obstet.* 146: 583–592

Gatchel, R.J., Neblett, R. (2022). "Pain catastrophizing: what clinicians need to know" Practical Pain Management. Accessed February 2, 2022

Gauer, R.L. (2011). "Evaluation of syncope" Am. Fam. Physician 84, 640–650

Gazit, Y., Nahir, A.M., Grahame, R., Jacob, G. (2003). "Dysautonomia in the joint hypermobility syndrome" *Am J Med.* 115(1): 33-40

Geloneze, B., Tambascia, M.A. (2006). "Laboratorial evaluation and diagnosis of insulin resistance" Arq Bras Endocrinol Metabol. 50(2): 208–215.

Genoni, A. vd. (2019). "Paleolithic diet lowers resistant starch intake but does not affect serum trimethylamine-N-oxide concentrations in healthy women" *Br. J. Nutr.* 121(3):322-329.

Gerson, R.M. (1997). "Avoiding end hits in ultrasound-assisted lipoplasty" *Aesthetic Surg* J 17:331–332.

Gibson, W.S. (1966). "Hippocrates' home" *JAMA* (197):628–631

Giese, S.Y., Bulan, E.J., Commons, G.W. vd. (2001). "Improvements in cardiovascular risk profile with large-volume liposuction: a pilot study" Plast Reconstr Surg. 108: 510–519; discussion 520

Gill, S.R., Pop, M., Deboy, R.T. vd. (2006). "Metagenomic analysis of the human distal gut microbiome" Science. 312(5778): 1355–1359.

Giugliano, G., Nicoletti, G., Grella, E. vd. (2004). "Effect of liposuction on insulin resistance and vascular inflammatory markers in obese women" Br J Plast Surg. 57:190–194

Glomset, J.A. (1985). "Fish, fatty acids, and human health" N Engl J Med 312: 1253-1254

Gloviczki, P., Comerota, A.J., Dalsing, M.C. vd. (2011). "The care of patients with varicose veins and associated chronic venous diseases: clinical practice guidelines of the Society for Vascular Surgery and the American Venous Forum" *J Vasc Surg* 53(Suppl): 2S–48S

Gloviczki, P., Gloviczki, M.L. (2012). "Guidelines for the management of varicose veins" *Phlebology* 27(Suppl 1): 2–9

Gluckman, P., Hanson, M. (2008). *Mismatch: The Lifestyle Diseases Timebomb*, Oxford University Press, New York

Goldberg, H. (2006). *HIPPOCRATES: Father of Medicine,* iUniverse Press

Goldman, M.P. (2002). "Treatment of varicose and telangiectatic leg veins: double□blind prospective comparative trial between aethoxyskerol and sotradecol" *Dermatologic Surgery* 28(1): 52-55

Goldman, M.P. (2004). "Optimal management of facial telangiectasia" *American Journal of Clinical Dermatology* 5(6): 423-434.

Golparvar, M., Kamkar, M., & Rismanchian, B. (2008). "Investigating relationship of Overweight with self-esteem, depression, lifestyle, and physical self-concept in self-introduced women of weight loss centers" Research in Psychology, 32, 121-144.

Goncharov, I. (2005). *Oblomov,* Penguin Classics

González Carretero, L., Wollstonecroft, M., Fuller, D. Q. (2017). "A methodological approach to the study of archaeological cereal meals: A case study at Çatalhöyük East (Turkey)" *Veg. Hist. Archaeobot.* 26, 415–432

Goodman, A. (1993). "On the Interpretation ofHealth from Skeletal Remains" Current

Anthropology, 34(3): 281-288.

Grahame, R. (1992). "A proposed set of diagnostic criteria for the benign joint hypermobility syndrome" *Br J Rheumatol* 31: 205

Grazer, F.M., de Jong, R.H. (2000). "Fatal outcomes from liposuction: census survey of cosmetic surgeons" Plast Reconstr Surg. 105:436–446

Greenhalgh, T., Hurwitz, B. (ed.) (1998). *Narrative based medicine. Dialogue and discourse in clinical practice,* BMJ Books, London.

Greenhalgh, T., Hurwitz, B. (1998). "Why study narrative?" *Narrative based medicine. Dialogue and discourse in clinical practice.* Greenhalgh T, Hurwitz B, editors. London, UK: BMJ Books; 3–16

Greer, K.E. (1974). "Lipedema of the legs" *Cutis* 14: 98.

Gregor, M.F., Hotamisligil, G.S. (2011). "Inflammatory mechanisms in obesity" Annu Rev Immunol 29: 415–445

Grice, E.A. vd. (2009). "Topographical and temporal diversity of the human skin microbiome" Science 324: 1190–1192.

Grice, E.A., Segre, J.A. (2011). "The skin microbiome" Nat Rev Microbiol 9: 244–253.

Grimes, P.E. (2009). "Management of hyperpigmentation in darker racial ethnic groups" *Semin Cutan Med Surg.* 28: 77-85.

Grolleau, J.L., Rouge, D., Chavoin, J.P., Costagliola, M. (1997). "Severe cutaneous necrosis after ultrasound lipolysis. Medicolegal aspects and review" *Ann Chir Plast Esthet* 42:31–36.

Grossbart, T.A, Sarwer, D.B. (1999). "Cosmetic surgery: Surgical tools—Psychosocial goals" *Semin Cutan Med Surg.* 18: 101

Grossman, P., Niemann, L., Schmidt, S., Walach, H. (2004). "Mindfulness-based stress reduction and health benefits: A meta-analysis" *J. Psychosom. Res.* 57:35–43. doi: 10.1016/S0022-3999(03)00573-7

Guebre-Egziabher, F. vd. (2013). "Ectopic lipid accumulation: a potential cause for metabolic disturbances and a contributor to the alteration of kidney function" *Biochimie* 95(11): 1971–1979

Guéguen, N. (2012). "Color and women attractiveness: when red clothed women are perceived to have more intense sexual intent" *J. Soc. Psychol.* 152: 261–265. 10.1080/00224545.2011.605398

Guéguen, N. (2015). "High heels increase women's attractiveness" *Arch. Sex. Behav.* 44: 2227–2235. 10.1007/s10508-014-0422-z

Hainsworth, R. (2004). "Pathophysiology of syncope" Clin Auton Res. 14 Suppl 1: 18–24.

Hardy, K. (2019). "Paleomedicine and the use of plant secondary compounds in the Paleolithic and Early Neolithic" Evol Anthropol. Mar; 28(2): 60-71.

Hagemann, D., Meier, J.J., Gallwitz, B., Schmidt, W.E. (2003). "Appetite regulation by ghrelin – a novel neuro-endocrine gastric peptide hormone in the gut-brain-axis" Z Gastroenterol 41: 929–936

Halk, A.B., Damstra, R.J. (2017). "Firt Dutch guidelines on lipedema using the international classification of functioning, disability and helath" *Phlebology*, 32: 152-159

Hallgren, E. vd. (2015). "Dysfunctional vestibular system causes a blood pressure drop in astronauts returning from space" Sci. Rep. 5, 17627

Halter, J.B., Beard, J.C., Porte, D. (1984). "Jr Islet functions and stress hyperglycemia: Plasma glucose and epinephrine interaction" Am J Physiol. 247: E47–52.

Hamel-Desnos, C.M., Guias, B.J., Desnos, P.R. vd. (2010). "Foam sclerotherapy of the saphenous veins: randomised controlled trial with or without compression" *Eur J Vasc*

Endovasc Surg 39: 500–507

Hardy, D. vd. (2017). "Best Practice Guidelines: The management of lipoedema" Wounds UK vol.13, London http://www.wounds-uk.com/best-practice-statements/best-practice-guidelines-the-management-of-lipoedema.

Harvey, N.L. vd. (2005). "Lymphatic vascular defects promoted by Prox1 haploinsufficiency cause adult-onset obesity" *Nat Genet* 37: 1072-1081.

Harwood, C.A. vd. (1996). "Lymphatic and venous function in lipoedema" *Br J Dermatol.* 134: 16.

Hassan, A., Tooke, J. (1988). "Effect of changes in local skin temper- ature on postural vasoconstriction in man" *Clin Sci* 74: 201–206.

Hassan, A., Carter, G., Tooke, J. (1990). "Postural vasoconstriction in women during the normal menstrual cycle" *Clin Sci* 78: 39–47.

Hayden, B. (2012). "Corporate Groups and Secret Societies in the Early Neolithic. A Comment on Hodder and Meskell" Current Anthropology 53, 1, 126-127.

Herbst, K.L. (2012). "Rare adipose disorders (RADs) masquerading as obesity" *Acta Pharmacol Sin* 33: 155-172.

Herbst, K., Mirkovskaya, L., Bharhagava, A., Chava, Y., Te, C.H. (2015). "Lipedema fat and signs and symptoms of illness, increase with advancing stage" *Archieves of medicine*, vol.7 no: 4:10, 1–8

Herbst, K.L. (2019). "Subcutaneous Adipose Tissue Diseases: Dercum Disease, Lipedema, Familial Multiple Lipomatosis, and Madelung Disease" Endotext *[Internet]*. South Dartmouth (MA): MDText.com.

Herpertz, U. (2004). "Ödeme und Lymphdrainage. Diagnose und Therapie von Ödemkrankheiten 2nd edition" *Schattauer*, Stuttgart New York 168-181.

Herrero, S. (2003). *Bear Attacks: Their Causes and Avoidance, New Revised Edition.* Toronto: McClelland and Stewart Ltd

Hernandez, T.L. vd. (2011). "Fat redistri- bution following suction lipectomy: defense of body fat and patterns of restoration" *Obesity (Silver Spring)* 19:1388–1395

Hetherington, M.M., Cecil, J.E. (2010). "Gene-environment interactions in obesity" *Forum Nutr.* 63: 195-203. doi: 10.1159/000264407. Epub 2009 Nov 27.

Hewlings, S.J., Kalman, D.S. (2017). "Curcumin: A Review of Its Effects on Human Health" Foods. 6(10): 92

Hirai, M. vd. (2008). "Interface pressure and stiffness of various elastic stockings during posture changes and exercise" *Vascular* 16: 9– 100.

Hirosaki, M. vd. (2013). "Effects of a laughter and exercise program on physiological and psychological health among community-dwelling elderly in Japan: Randomized controlled trial" *Geriatr Gerontol Int,* 13(1), 152–160. 10.1111/j.1447-0594.2012.00877.x

Holick, M.F. (1999)."Vitamin D" In: *Modern nutrition in health and disease.* Shils M.E., Olson J.A., Shike M., Ross A.C., editors. Lippincott; Williams & Wilkins: 228–239.

Holick, M.F., Chen, T.C. (2008). "Vitamin D deficiency: A worldwide problem with health consequences" Am J Clin Nutr. 87: 1080S–6S.

Holland, K.T., Bojar, R.A. (2002). "Cosmetics: what is their influence on the skin microflora?" Am J Clin Dermatol 3: 445–449

Holowka, N.B., Wallace, I.J., Lieberman, D.E. (2018). "Foot strength and stiffness are related to footwear use in a comparison of minimally- vs. conventionally-shod populations" Sci Rep. Feb 27; 8(1): 3679.

Holscher, H.D. vd. (2018). "Walnut Consumption Alters the Gastrointestinal Microbiota, Microbially Derived Secondary Bile Acids, and Health Markers in Healthy Adults: A

Randomized Controlled Trial" The Journal of Nutrition, Volume 148, Issue 6, June, 861–867

Hong, S.M., Ko, J.K., Moon, J.J., Kim, Y.R. (2021). "Oxytocin: A Potential Therapeutic for Obesity" J Obes Metab Syndr. Jun 30; 30(2): 115-123.

Horwitz, C., Walker, A.R.P. (1984). "Lignans—additional benefits from fiber?" *Nutr Cancer* 6: 73–76

Housman, T.S, Lawrence, N., Mellen, B.G. vd. (2002). "The safety of liposuction: results of a national survey" Dermatol Surg. 28: 971–978

Howard, B.K., Beran, S.J., Kenkel, J.M., Krueger, J., Rohrich, R.J. (1999). "The effects of ultrasonic energy on peripheral nerves: implications for ultrasound-assisted liposuction" *Plast Reconstr Surg* 103:984–989.

Ignaciuk, A. (2004). "Diagnostyka kliniczna – cellulite" *Mag Med Estet.* 1: 15–7

Ilizarov, S., Rozbruch, S. R. (2007). "Limb Lengthening and Reconstruction Surgery" New York: Informa Healthcare USA Inc.675–679.

Ito, E., Shima, R., Yoshioka, T. (2019). "A novel role of oxytocin: Oxytocin-induced well-being in humans" Biophys Physicobiol. Aug 24; 16: 132-139.

Jagtman, B.A., Kuiper, J.P., Brakkee, A.J. (1984) "Measurments of skin elasticity in patients with lipoedema of the moncorps 'rusticanus' type" *Phlebologie* 37(3): 315–319

Janda, K., Tomikowska, A. (2014). "Cellulit - przyczyny, profilaktyka, leczenie (Cellulite - causes, prevention, treatment)" *Ann Acad Med Stetin.* 60(1):29-38.

Janiak, M.C. (2016). "Digestive enzymes of human and nonhuman primates" *Evolutionary Anthropology: Issues, News, and Reviews.* 25:253–266

Jastroch, M., Seebacher, F. (2020). "Importance of adipocyte browning in the evolution of endothermy" Philos Trans R Soc Lond B Biol Sci. Mar 2; 375(1793): 20190134.

Jäpelt, R.B., Jakobsen. J. (2013). "Vitamin D in plants: a review of occurrence, analysis, and biosynthesis" Front Plant Sci. May 13; 4: 136.

Jeffery, R.W., Epstein, L.H., Wilson, G.T., Drewnowski, A. (2000). "Long-term maintenance of weight loss: current status" *Health Psychol* 19: 5–16

Jensen, M.D., Kanaley, J.A., Reed, J.E., Sheedy, P.F. (1995). "Measurement of abdominal and visceral fat with computed tomography and dual-energy x-ray absorptiometry" Am J Clin Nutr 61:274–278

Kabat-Zinn, J., Davidson, R.J. (2011). "The mind's own physician: A scientific dialogue with the Dalai Lama on the healing power of meditation" Oakland, CA: New Harbinger

Kahn, S.R., Shapiro, S., Wells, P.S. vd. (2014). "Compression stockings to prevent post-thrombotic syndrome: a randomised placebo-controlled trial" *Lancet* 383: 880–888.

Kaiserling, E. (2006). "Morphological changes in lymphedema and tumors," *Földi's Textbook of Lymphology*, M. Földi and E. Földi, Eds., 321–390, Elsevier GmbH, Munich, Germany

Kalitzkus, V., Matthiessen, P.F. (2009). "Narrative-based medicine: potential, pitfalls and practice" *Perm J.* 13(1): 80–86

Kaoutzanis, C. vd. (2017). "Cosmetic Liposuction: Preoperative Risk Factors, Major Complication Rates, and Safety of Combined Procedures" *Aesthet Surg J.* Jun 1;37(6): 680-694. doi: 10.1093/asj/sjw243.

Kaplan, H. vd. (2017). "Coronary atherosclerosis in indigenous South American Tsimane: a cross-sectional cohort study" Lancet. 389(10080): 1730–1739.

Karkkainen, M.J., Saaristo, A., Jussila, L. vd. (2001). "A model for gene therapy of human hereditary lymphedema" *Proc Natl Acad Sci U S A* 98: 12677 - 12682

Kasper, D.L. vd. (2005). *Harrison's Principles of Internal Medicine. 16th ed* McGraw-Hill, New York

Kasperczak, J., Ropacka-Lesiak, M., Breborowicz, H.G. (2013). "Definition, classification and diagnosis of chronic venous insufficiency - part II" *Ginekol Pol.* 84(1): 51–55

Kawai, M., de Paula, F.J., Rosen, C.J. (2012). "New insights into osteoporosis: the bone-fat connection" *J Intern Med.* 272(4): 317–329

Kennedy, G.C. (1953). "The role of depot fat in the hypothalamic control of food intake in the rat" Proc R Soc Lond B Biol Sci. 140(901): 578–596.

Kennedy, G.C. (1957). "The development with age of hypothalamic restraint upon the appetite of the rat" J Endocrinol 16: 9–17.

Kershaw, E., Flier, J. (2004). "Adipose tissue as an endocrine organ" *J Clin Endocrinol Metab* 89: 2548–2556

Khoury, B. vd. (2013). "Mindfulness-based therapy: A comprehensive meta-analysis" *Clin. Psychol. Rev.* 33: 763–771. doi: 10.1016/j.cpr.2013.05.005

Killingsworth, M.A., Gilbert, D.T. (2010). "A Wandering Mind is an Unhappy Mind" Science. 330: 1-6. Doi: 10.1126/science

Kissebah, A.H., Krakower, G.R. (1994). "Regional adiposity and morbidity" *Physiol Rev* 74: 761–811

Klassen, A., Jenkinson, C., Fitzpatrick, R., Goodacre, T. (1996). "Patients' health related quality of life before and after aesthetic surgery" *Br J Plast Surg.* Oct; 49(7): 433-438.

Knechtle, B., Waśkiewicz, Z., Sousa, C.V., Hill, L. Nikolaidis, P.T. (2020). "Cold Water Swimming—Benefits and Risks: A Narrative Review" Int J Environ Res Public Health. Dec; 17(23): 8984.

Kobal, D., Musek, J. (2001). "Self-concept and academic achievement: Slovenia and France" Personality and Individual Differences, 30, 887-899.

Kozel, B.A., Danback, J.R., Waxler, J.L. vd. (2014). "Williams syndrome predisposes to vascular stiffness modified by antihypertensive use and copy number changes in NCF1" Hypertension 63:74-79.

Krijnen, R.M.A., De Boer, E.M., Ader, H.J., Bruynzeel, D.P. (1999). "Venous insufficiency in male workers with a standing profession: Epidemiology and prevention" ANZ J Phleb 3: 4-12

Kröger, K. vd. (2017). "Verordnungslogik von medizinischen Kompressionstrümpfen bei Patienten mit chronischer venöser Insuffizienz" *Vasomed* 29: 199– 201.

Krylov, I.A. (2012). *Krilof and His Fables*, Hard Press Publishing

Kuiper, N.A., Martin, R.A. (1998). "Laughter and stress in daily life: relation to positive and negative affect" *Motiv Emot.* 22: 133-153

Kuzma, J.N. vd. (2019). "Intraindividual Variation in Markers of Intestinal Permeability and Adipose Tissue Inflammation in Healthy Normal-Weight to Obese Adults" *Cancer Epidemiol Biomarkers Prev.* 28(3): 610–615. 10.1158/1055-9965.EPI-18-0641

Lamont, R.J., Koo, H., Hajishengallis, G. (2018). "The oral microbiota: dynamic communities and host interactions" Nat. Rev. Microbiol., 16 (12): 745-759

Lang, C., Peters, J., Pöllath, N., Schmidt, K., Grupe, G. (2013). "Gazelle behavior and human presence at early Neolithic Göbekli Tepe, SE Anatolia" Journal of World Archaeology 45, 3, 410-429.

Langendoen, S.I., Habbema, L., Nijsten, T.E.C., Neumann, H.A.M. (2009). "Lipoedema: from clinical presentation to therapy. A review of the literature" Br J Dermatol. 161(5): 980–986.

Larbey, C., Mentzer, S.M., Ligouis, B., Wurz, S., Jones, M.K. (2019). "Cooked starchy food in hearths ca. 120 kya and 65 kya (MIS 5e and MIS 4) from Klasies River Cave, South Africa" *Journal of Human Evolution.* 131:210–227.

Larsen, C.S. (1981). "Skeletal and Dental Adaptations to the Shift to Agriculture on the Georgia Coast". Current Anthropology, 22(4): 422-423.

Larsen, C.S. (2006). "The Agricultural Revolution as Environmental Catastrophe: Implications for Health and Lifestyle in the Holocene" Quaternary International, 150(1): 12-20.

Larsen, T.M. vd. (2010). "Diets with high or low protein content and glycemic index for weight-loss maintenance" *N Engl J Med* 363: 2102-2113

Lassek, W. D., Gaulin, S. J. (2006). "Changes in body fat distribution in relation to parity in American women: a covert form of maternal depletion" *Am. J. Phys. Anthropol.* 131, 295–302

Lassek W. D., Gaulin S. J. (2007). "Waist-hip ratio and cognitive ability: is gluteofemoral fat a privileged store of neurodevelopmental resources?" *Evol. Hum. Behav.* 29, 26–34

Launer, J. (2002). Narrative-based Primary Care: A practical guide (1st ed.). CRC Press. https://doi.org/10.1201/9781315385549

Launer J. (2013). "Training in narrative-based supervision: conversations inviting change" *Clinical uncertainty in primary care. The challenge of collaborative engagement. Sommers L.S ve Launer J.* (ed.) New York, NY: Springer; 163–176

Launer, J. (2018). "John Launer on narrative based medicine" Available from: www.gp-training.net/training/communication_skills/consultation/narrative_launer.htm. Accessed 2018 Jan 23

Lazaridis, I. vd. (2014). "Ancient human genomes suggest three ancestral populations for present-day Europeans" Nature. Sep 18; 513(7518): 409-13

Le Hénaff, Y. (2017). "Cosmetic Surgery on Trial: How the Dujarier Case Impacted its Practice and Structure in France during the Interwar Period" *Social History of Medicine*, Oxford University Press (OUP), 10.1093/shm/hkx054 hal-01684141

Lee, R., Kean, W.F. (2012). "Obesity and knee osteoarthritis" Inflammopharmacology. Apr; 20(2): 53-58.

Leszko, M. (2014). "Cellulite in menopause" *Prz Menopauzalny* 13(5): 298–304

Levi, M. (2005). "Vasovagal fainting as an evolutionary remnant of the fight against hemorrhage" Clin Auton Res 15, 69–70

Lewis, B. (2011). "Narrative and psychiatry" *Curr Opin Psychiatry* 24(6): 489–494

Ley, R.E., Peterson, D.A., Gordon, J.I. (2006). "Ecological and evolutionary forces shaping microbial diversity in the human intestine" Cell. 124(4): 837–848

Ley, R.E., Turnbaugh, P.J., Klein, S., Gordon, J.I. (2006). "Microbial ecology: Human gut microbes associated with obesity" *Nature* 444: 1022–1023

Li, H. vd. (2011). "Adipogenic potential of adipose stem cell subpopulations" *Plast Reconstr Surg* 128: 663□672.

Lim, C.S., Davies, A.H. (2014). "Graduated compression stockings" *CMAJ* 186(10): 391-398 doi:101503/cmaj.131281

Lin, S.K. (2001). "The Nature of the Chemical Process. 1. Symmetry Evolution—Revised Information Theory, Similarity Principle and Ugly Symmetry" *Int. J. Mol. Sci.* 2, 10–39.

Little, T.J., Horowitz, M., Feinle-Bisset, C. (2005). "Role of cholecystokinin in appetite control and body weight regulation" Obes Rev 6:297–306

Lobionda, S., Sittipo, P., Kwon, H.Y., Lee, Y.K. (2019). "The role of gut microbiota in intestinal inflammation with respect to diet and extrinsic stressors" Microorganisms. 7: 271. doi: 10.3390/microorganisms7080271

Lohrmann, C., Foeldi, E., Langer, M. (2009). "MR imaging of the lymphatic system in patients with lipedema and lipo-lymphedema" *Microvasc Res.* 77: 335–339

Longo, V.D., Panda, S. (2016). "Fasting, circadian rhythms, and time restricted feeding in healthy lifespan" Cell Metab. Jun 14; 23(6): 1048–1059. DOI: 10.1016/j.cmet.2016.06.001

Lowe, M.R. (2003). "Self regulation of energy intake in the prevention and treatment of obesity: is it feasible?" *Obes Res* 11: 44–59

Ludwig, D.S. (2002). "The glycemic index: physiological mechanisms relating to obesity, diabetes, and cardiovascular disease" *JAMA* 287:2414-23. 10.1001/jama.287.18.2414

Ludwig, D.S., Friedman, M.I. (2014). "Increasing adiposity: consequence or cause of overeating?" *JAMA* 311:2167-2168. 10.1001/jama.2014.4133

Ludwig, D.S., Ebbeling, C.B. (2018). "The Carbohydrate-Insulin Model of Obesity: Beyond 'Calories In, Calories Out'" *JAMA Intern Med* 178:1098-103. 10.1001/jamainternmed.2018.2933

Lupi, O., Semenovitch, I., Treu, C. vd. (2007). "Evaluation of the effects of caffeine in the microcirculation and edema on thighs and buttocks using the orthogonal polarization spectral imaging and clinical parameters" *J Cosmet Dermatol* 6: 102–107

Lykkesfeldt, J., Michels, A.J., Frei, B. (2014). "Vitamin C" Adv Nutr. Jan 1; 5(1): 16-18.

Lykkesfeldt, J. (2020). "On the effect of vitamin C intake on human health: How to (mis) interprete the clinical evidence" Redox Biol. Jul; 34: 101532

Macgregor, G.A., Markandu, N.D., Roulston, J.E., Jones, J.C., de Warderner, H.E. (1979). "Is 'idiopathic' oedema idiopathic?" *Lancet* i:397–400.

Majzoub, J.A. (2006). "Corticotropin-releasing hormone physiology" European Journal of Endocrinology. 155(suppl 1): 71–76.

Mailer, G. (2015). "Decolonizing the Diet: synthesizing Native- American history, immunology, and nutritional science" Journal of Evolution and Health An Ancestral Health Society Publication 1 (1)

Malhotra, S.L. (1972). "An epidemiological study of varicose veins in Indian railroad workers from the south and north of India, with special reference to the causation and prevention of varicose veins" Int J Epidemiol 1: 177-183.

Mallon, E., Powell, S., Mortimer, P., Ryan, T.J. (1997). "Evidence for altered cell-mediated immunity in postmastectomy lymphedema" Br J Dermatol. 137:928–933. doi: 10.1111/j.1365-2133.1997.tb01553.x.

Maltz, M. (2015). *Psycho-Cybernetics: Updated And Expanded*, TarcherPerigee, an imprint of Penguin Random House LLC

Manheimer, E.W., van Zuuren, E.J., Fedorowicz, Z., Pijl, H. (2015). "Paleolithic nutrition for metabolic syndrome: systematic review and meta-analysis" Am J Clin Nutr. Oct;102(4): 922-32

Manolopoulos, K.N., Karpe, F., Frayn, K.N. (2010). "Gluteofemoral body fat as a determinant of metabolic health" *Int J Obes (Lond).* Jun; 34(6):949-59. doi: 10.1038/ijo.2009.286.

Mantzios, M., Wilson, J.C. (2015). "Mindfulness, eating behaviours, and obesity: a review and reflection on current findings" *Curr. Obes. Rep.* 4:141–146. doi: 10.1007/s13679-014-0131-x

Mariani, F., Marone, E.M., Gasbarro, V. vd. (2011). "Multicenter randomized trial comparing compression with elastic stocking versus bandage after surgery for varicose veins" *J Vasc Surg* 53: 115–122

Marks, I.M., Nesse, R.M. (1994). "Fear and fitness: an evolutionary analysis of anxiety disorders" *Ethol Sociobiol* 15: 247-261

Marque, M., Girard, C., Guillot, B., Bessis, D. (2008). "Superfi- cial lymphangitis after arthropod bite: a distinctive but underrecognized entity?" Dermatology 217: 262–267.

Marsch, W.C. (2001). "Ist das Lipödem ein lymphologisches Kranheitsbild?" *J Lymphologie*

1: 22-24

Marshall, M., Schwahn-Schreiber, C. (2011). "Prevalence of lipoedema in professional women in Germany" *Phlebologie* 40: 127-134.

Martarelli, D., Cocchioni, M., Scuri, S., Pompei, P. (2011). "Diaphragmatic breathing reduces exercise-induced oxidative stress" Evid. Based Complement. Altern. Med. 2011:932430. doi: 10.1093/ecam/nep169

Martin, S., Edward, M.C., Peter, C. (2005). "Lymph makes you fat" *Nature Genetics.* 37(10): 1023

Masterson, M., Morgan, A. (2006). "The Role of Lower Leg Muscle Activity in Blood Pressure Maintenance of Older Adults" *Clin. Kinesiol.* 60, 8–18

Mathews, W.A., Grazer, F.M. (1992). "Operative management. Atlas of Suction Assisted Lipectomy in Body Contouring" New York, Churchill Livingstone; 69–98

Mathur, N., Pedersen, B.K. (2008). "Exercise as a mean to control low-grade systemic inflammation" *Mediators of Inflammation* vol. 2008, Article ID 109502, 6 pages, 2008. https://doi.org/10.1155/2008/109502

Matthews, CM. (2012). "Exploring the obesity epidemic" Proc (Bayl Univ Med Cent). Jul; 25(3): 276-277.

Mattson, M.P. (2019). "An Evolutionary Perspective on Why Food Overconsumption Impairs Cognition Trends" Cogn Sci. Mar; 23(3): 200–212.

Mauer, M.M., Harris, R.B., Bartness, T.J. (2001). "The regulation of total body fat: lessons learned from lipectomy studies" Neurosci Biobehav Rev. 25(1): 15–28.

Mayes, J.S., Watson, G.H. (2004). "Direct effects of sex steroid hormones on adipose tissues and obesity" Obes Rev 5:197-216.

Medina-Gómez, G. (2012). "Mitochondria and endocrine function of adipose tissue" *Best Pract Res Clin Endocrinol Metab.* 26(6):791–804.

Meier-Vollrath, I., Schmeller, W. (2004). "Lipoedema: current status, new perspectives" *J Dtsch Dermatol Ges.* 2:181–186.

Mekki, N., Christofilis, M.A., Charbonnier, M. vd. (1999). "Influence of obesity and body fat distribution on postprandial lipemia and triglyceride-rich lipoproteins in adult women" *J Clin Endocrinol Metab* 84: 184-191.

Mekky, S., Schilling, R.S.F., Walford, J. (1969). "Varicose veins in English cotton workers. An epidemiological study in England and Egypt" Br Med J 2: 591-595.

Meller, C., Urzua, I., Moncada, G., Von Ohle, C. (2009). "Prevalence of Oral Pathologic Findings in an Ancient pre- Columbian Archeological Site in the Atacama Desert" Oral Diseases, 15(4): 287-294.

Mellor, A., Soni, N. (2001). "Fat embolism" Anaesthesia. 56:145–154

Merlen, J.F., Curri, S.B., Sarteel, A.M. (1979). "Cellulitis, a conjunctive microvascular disease" *Phlebologie* 32: 279-282.

Messier, V. vd. (2010). "Identifying metabolically healthy but obese individuals in sedentary postmenopausal women" *Obesity (Silver Spring)* 18(5): 911–917

Metges, C.C. (2000). "Contribution of microbial amino acids to amino acid homeostasis of the host" J Nutr. 130(7): 1857S–64S.

Metges, C.C., Petzke, K.J. (2005). "Utilization of essential amino acids synthesized in the intestinal microbiota of monogastric mammals" Br J Nutr. 94(5): 621–2.

McLean, K.C., Pasupathi, M., (ed.) (2010). *Narrative development in adolescence. Creating the storied self.* New York, Springer

Michl, L.C., McLaughlin, K.A., Shepherd, K., Nolen-Hoeksema, S. (2013). "Rumination as a mechanism linking stressful life events to symptoms of depression and anxiety: longitudinal evidence in early adolescents and adults" J Abnorm Psychol. May;122(2):339-52. doi: 10.1037/a0031994.

Micke, O., vd. (2000). "Selenium in the treatment of acute and chronic lymphedema" *Trace Elements and Electrolytes* 17:206–209.

Mika, A. vd. (2011). "Changes of bioelectrical activity in cervical paraspinal muscle during gait in low and high heel shoes" *Acta Bioeng Biomech*, 13: 27–33.

Minihane, A.M. vd. (2015). "Low-grade inflammation, diet composition and health: current research evidence and its translation" Br J Nutr. Oct 14; 114(7): 999-1012.

Mira, A., Pushker, R., Rodríguez-Valera, F. (2006). "The Neolithic revolution of bacterial genomes" Trends Microbiol. 14: 200–206.

Mogilevskii, I.L., Osmolovskaia, N.N., Deputovich, S.A. (1989). "Microcirculatory disorders of the arm in post-mastectomy edema" Sov Med. 15–20

Moncorps, C., Brinkhaus, G., Herfeld-Munster, F. (1940). "Experimental investigations in acrocyanosis" *Arch Dermatol Syph* 180: 209–215

Morin, E. vd. (2019). "New evidence of broader diets for archaic Homo populations in the northwestern Mediterranean" Sci Adv. Mar; 5(3)

Morita, H., Abe, C., Tanaka, K. (2016). "Long-term exposure to microgravity impairs vestibulo-cardiovascular reflex" Sci. Rep. 6, 33405

Morris, D. (1981). *The Soccer Tribe,* 1st edition, London: Jonathan Cape.

Morris, J.N., Hardman, A.E. (1997). "Walking to health" Sports Med. May; 23(5): 306-332.

Morris, P.H., White, J., Morrison, E.R., Fisher, K. (2013). "High heels as supernormal stimuli: how wearing high heels affects judgements of female attractiveness" *Evol. Hum. Behav.* 34: 176–181. 10.1016/j.evolhumbehav.2012.11.006

Mortimer, P.S. (1995). "Managing lymphedema" Clin Dermatol. 13:499–505.

Mortimer, P.S., Levick, J.R. (2004). "Chronic peripheral oedema: the critical role of the lymphatic system" Clin Med (Lond). 4(5): 448-453. doi:10.7861/clinmedicine.4-5-448

Motykie, G.D., Caprini, J.A., Arcelus, J.I. vd. (1999). "Evaluation of therapeutic compression stockings in the treatment of chronic venous insufficiency" *Dermatol Surg* 25: 116–120

Moura, V., Monteiro, R. (2010). "Papel do tecido adiposo na inflamação e metabolismo do doente obeso" Revista da SPCNA, 16. 15-22

Mousa, H.A. (2016). "Health Effects of Alkaline Diet and Water, Reduction of Digestive-tract Bacterial Load, and Earthing" Altern Ther Health Med. Apr; 22 Suppl 1: 24-33. PMID: 27089527.

Mueller, S.O. vd. (2004). "Phytoestrogens and their human metabolites show distinct agonistic and antagonistic properties on estrogen receptor α (ERα) and ERβ in human cells" Toxicol. Sci. 80: 14-25View in Article Scopus (356)

Murakami, K., Miyake, Y., Sasaki, S., Tanaka K., Arakawa, M. (2012). "Self-reported rate of eating and risk of overweight in Japanese children: Ryukyus child health study" *J. Nutr. Sci. Vitaminol.* 58(4):247–252

Muthuchamy, M., Zawieja, D. (2008). "Molecular regulation of lymphatic contractility" *Ann N Y Acad Sci.* 1131: 89–99

Nagle, D.B., Burstein, S.M. (2002). "The Ancient World: Readings in Social and Cultural History" Prentice Hall, 354

Naidu, K.A. (2003). "Vitamin C in human health and disease is still a mystery? An overview" Nutr J. Aug 21; 2: 7. doi: 10.1186/1475-2891-2-7.

Nair, R., Maseeh, A. (2012). "Vitamin D: The 'sunshine' vitamin" J Pharmacol Pharmacother.

Apr; 3(2): 118-26.

Nakatsuji, T. vd. (2017). “Antimicrobials from human skin commensal bacteria protect against Staphylococcus aureus and are deficient in atopic dermatitis” Sci Transl Med 9

Naouri, M. vd. (2010). “High-resolution cutaneous ultrasonography to differentiate lipoedema from lymphedema” *Br J Dermatol.* Aug;163(2):296-301. doi: 10.1111/j.1365-2133.2010.09810.x. Epub 2010 Apr 16

Narvaez, D., Valentino, K., Fuentes, A., McKenna, J.J., Gray, P. (2014). *Ancestral Landscapes in Human Evolution: Culture, Childrearing and Social Wellbeing,* Oxford University Press, New York

Neel, J.V. (1999). “The ‘thrifty genotype’ in 1998” Nutrition Reviews. 57: 2–9

Neel, V. (1962). “Diabetes mellitus: a ‘thrifty’ genotype rendered detrimental by ‘progress’?” *Am. J. Hum. Genet.* 14, 353–362

Nelson, J.B. (2017). “Mindful Eating: The Art of Presence While You Eat” *Diabetes Spectr* 30(3):171-174.

Nesse, R.M., Williams, G.C. (1994). *Why We Get Sick: The New Science of Darwinian Medicine*, Vintage, New York.

Nesse, R.M., Williams, G.C. (1999). “Research designs that address evolutionary questions about medical disorders” Stearns SC, ed. *Evolution in Health and Disease*. New York, NY: Oxford University Press; 16-26.

Nesse, R.M., Stearns, S.C. (2008). “The great opportunity: evolutionary applications to medicine and public health” Evolutionary Applications. 1:28–48.

Neto, M.S, da Silva, A.L., Lemos, A., Garcia, B., Marcia, F. (2007). “Quality of life and self-esteem after breast asymmetry surgery” Aesthetic Surgery Journal, 27(6), 616-621.

Neumann, H.A., Partsch, H., Mosti, G., Flour, M. (2016). “Classification of compression stockings: report of the meeting of the International Compression Club, Copenhagen” *Int Angiol* 35: 122–128

Nicolaides A. N. (1997). Investigation of chronic venous insufficiency: A consensus statement (France, March 5-9) Circulation 200010220E126–E163.

Nikitin, A.G. vd. (2019). “Interactions between earliest Linearbandkeramik farmers and central European hunter gatherers at the dawn of European Neolithization” Sci Rep. Dec 20;9(1): 19544

Noël, S. (2014). Cosmetic Surgery, Feminism and Beauty in Early Twentieth-Century France (History of Medicine in Context) 1st Edition, Routledge

Noreik M. vd. (2014). “Resting energy expenditure (REE) in an old-old population: Implications for metabolic stress” *Exp. Gerontol.* 59:47–50.

O’Dea, K. (1991). “Traditional diet and food preferences of Australian aboriginal hunter-gatherers” *Philos Trans R Soc Lond B Biol Sci* 334: 233–241.

O’Dea K. (1997). “Clinical implications of the “thrifty genotype” hypothesis: where do we stand now?” *Nutr Metab Cardiovasc Dis* 7:281–284

Ohlsson, B., Orho-Melander, M., Nilsson, P.M. (2017). “Higher Levels of Serum Zonulin May Rather Be Associated with Increased Risk of Obesity and Hyperlipidemia, Than with Gastrointestinal Symptoms or Disease Manifestations” *Int J Mol Sci.* 18(3): 582. doi:10.3390/ijms18030582

Olde Nordkamp L.R. vd. (2009). Syncope prevalence in the ED compared to general practice and population: a strong selection process. Am J Emerg Med. Mar;27(3):271-9

Oppezzo, M., Schwartz, D.L. (2014). “Give your ideas some legs: the positive effect of walking on creative thinking” J Exp Psychol Learn Mem Cogn. Jul; 40(4): 1142-1152.

Ortonne, J.P., Bissett, D.L. (2008). “Latest insights into skin hyperpigmentation” *J Investig*

Dermatol Symp Proc. 13: 10-14

Ottaviani, E. vd. (2011). “Gut microbiota as a candidate for lifespan extension: an ecological/ evolutionary perspective targeted on living organisms as metaorganisms” *Biogerontology* 12 599–609 10.1007/s10522-011-9352-5

Owyang, C., Heldsinger, A. (2011). “Vagal control of satiety and hormonal regulation of appetite” J Neurogastroenterol Motil 17:338–348

Pantano, D. vd. (2016). “Oleuropein aglycone and polyphenols from olive mill wastewater ameliorate cognitive deficits and neuropathology” Br. J. Clin. Pharmacol. https://doi.org/10.1111/bcp.12993

Papathanasiou, A. (2005) “Health Status of the Neolithic Population of Alepotrypa Cave, Greece” American Journal o fPhysical Anthropology, 126:377-390.

Paragliola, R.M. vd. (2021). “Cortisol circadian rhythm and jet-lag syndrome: evaluation of salivary cortisol rhythm in a group of eastward travelers” Endocrine 73(2): 424-430

Partsch, H., Stoberl, C., Urbanek, A., Wenzel-Hora, B.I. (1988). “Clinical use of indirect lymphography in different forms of leg edema” *Lymphology*. 21: 152–160

Partsch, H. vd. (1988). “Clinical use of indirect lymphography in different forms of leg edema*” Lymphology* 21: 152-160

Partsch, H., Winiger, N.J., Lun, B. (2004). “Compression stockings reduce occupational leg swelling” Derm Surg. 30: 737-743

Pavlov, V.A., Tracey, K.J. (2012). “The vagus nerve and the inflammatory reflex – linking immunity and metabolism” Nat Rev Endocrinol 8:743–754

Pedersen, B.K. vd. (2003). “Searching for the exercise factor: is IL-6 a candidate?” Journal of Muscle Research and Cell Motility 24(2-3) Vol. 3: 113-119

Pedersen, B.K., Saltin, B. (2006). “Evidence for prescribing exercise as therapy in chronic disease” *Scandinavian Journal of Medicine and Science in Sports* 16: 3-63.

Pedersen, B.K. (2007). “State of the Art Reviews: Health Benefits Related to Exercise in Patients With Chronic Low-Grade Systemic Inflammation” *American Journal of Lifestyle Medicine* 1: 289-298.

Perez, J.A. (1999). “Treatment of dysesthesias secondary to ultrasonic lipoplas-ty” *Plast Reconstr Surg* 103: 1534.

Petersen, A.M.W., Pedersen, B.K. (2005). “The anti-inflammatory effect of exercise” *Journal of Applied Physiology* 98: 1154-1162.

Peterson, J. vd. (2009). “The NIH human microbiome project” Genome Res 19: 2317–2323.

Petrini, L., Arendt-Nielsen, L. (2020). “Understanding Pain Catastrophizing: Putting Pieces Together” Front Psychol. Dec 16; 11: 603420

Pinnick, K.E., Nicholson, G., Manolopoulos, K.N. vd. (2014). “Distinct developmental profile of lower-body adipose tissue defines resistance against obesity-associated metabolic complications” *Diabetes* 63: 3785-3797.

Pirozzi, G. vd. (2013). “Syncope in the elderly: An update” J. Clin. Gerontol. Geriatr. 4, 69–74

Pitt, C.E. (2016). “Cutting through the Paleo hype: The evidence for the Palaeolithic diet” Aust Fam Physician. Jan-Feb; 45(1): 35-8. PMID: 27051985.

Piuri, G. vd. (2021). “Magnesium in Obesity, Metabolic Syndrome, and Type 2 Diabetes” Nutrients. Jan 22; 13(2): 320.

Pollitt, E., Leibel, R.L., Greenfield, D. (1981). “Brief fasting, stress, and cognition in children” *Am J Clin Nutr.* 34: 1526–1533

Pontzer, H. (2015). “Constrained Total Energy Expenditure and the Evolutionary Biology of

Energy Balance" Exerc Sport Sci Rev. Jul; 43(3): 110-116

Porter, J.M., Moneta, G.L. (1995). "Reporting standards in venous disease: an update. International Consensus Committee on Chronic Venous Disease" *Journal of Vascular Surgery* 21(4):635-645

Potter, S.R. (2004). "Commoners, Tribute, and Chiefs: The Development of Algonquian Culture in the Potomac Valley" Charlottesville, 101

Poulos, S., Hausman, D., Hausman, G. (2010). "The development and endocrine functions of adipose tissue" *Mol Cell Endocrinol* 323: 20–34

Pourazizi, M., Kabiri, S., Saffaei, A., Abtahi-Naeini, B. /2017). "Lupus and lupoid misnomer: issues and challenges" Lupus. Jan; 26(1): 6-9.

Pouwels, S., Huisman, S., Smelt, H.J.M., Said, M., Smulders, J.F. (2018). "Lipoedema in patients after bariatric surgery: report of two cases and review of literature" *Clinical Obesity,* vol. 8, no. 2, 147–150

Priglinger, E. vd. (2017). "The adipose tissue-derived stromal vascular fraction cells from lipedema patients: are they different?" *Cytotherapy,* vol. 19, no. 7, 849–860

Prins, J.B. (2002). "Adipose tissue as an endocrine organ" *Best Pract Res Clin Endocrinol Metab* 16: 639–651

Pruzinsky, T., Edgerton, M.T. (1990). "Body-image change in cosmetic plastic surgery" *Body Images: Development, Deviance, and Changes*. Cash TF, Pruzinsky T, editors.New York: Guilford; 217–236

Pruzinsky, T. (1993). "Psychological factors in cosmetic plastic surgery: Recent developments in patient care" *Plast Surg Nurs.* 13:64

Quirke, M. vd. (2017). "Risk factors for nonpurulent leg cellulitis: a systematic review and meta-analysis" Br J Dermatol 177(2): 382-394.

Rabe, E. vd. (2003). "Bonner Venenstudie der Deutschen Gesellschaft für *Phlebologie" Phlebologie* 32: 1– 14.

Raj, T. vd. (2008). "Intestinal microbial contribution to metabolic leucine input in adult men" J Nutr. 2008; 138(11): 2217–21.

Raju, S., Fredericks, R., Lischman, P., Neglen, P., Morano, J. (1993). "Observations on the calf venous pump mechanism: determinants of postexercise pressure" *J Vasc Surg.* 17: 459–469

Rapprich, S., Dingler, A., Podda, M. (2011). "Liposuction is an effective treatment for lipedema-results of a study with 25 patients" J Dtsch Dermatol Ges. 9(1):33–40

Rapprich, S., Baum, S., Kaak, I., Kottmann, T., Podda, M. (2015). "Treatment of lipoedema using liposuction: Results of our own surveys" *Phlebologie.* 44: 121–132.

Rawlings, A.V. (2006). "Cellulite and its treatment" *Int J Cosmet Sci.* Jun;28(3):175-90. doi: 10.1111/j.1467-2494.2006.00318.x.

Redolfi, S., Arnulf, I., Pottier, M., Bradley, T.D., Similowski, T. (2011). "Nocturnal rostral fluid shift: a unifying concept for the pathogenesis of obstructive and central sleep apnea in men with heart failure" Respir Physiol Neurobiol. Mar 15; 175(3): 390-393.

Reich-Schupke, S., Gahr, M., Altmeyer, P., Stücker, M. (2009). "Resting pressure exerted by round knitted moderate-compression stockings on the lower leg in clinical practice – results of an experimental study" *Dermatol Surg* 35: 1989–1997

Reich-Schupke, S., vd. (2014). "Efficacy and comfort of medical compression stockings with low and moderate pressure six weeks after vein surgery" Phlebology 29: 358– 66.

Reich-Schupke, S., Murmann, F., Altmeyer, P., Stücker, M. (2009). "Quality of life and patients' view of compression therapy" 28: 385– 93

Reich-Schupke, S., Altmeyer, P., Stücker, M. (2012). "Pilotstudie zur Kompressionsversorgung von Patienten mit Lipödem, Lymphödem und *Lipolymphödem*" LymphForsch 16: 65–69

Reich-Schupke, S., Mohren, E., Stücker, M. (2018). "Survey on the diagnostics and therapy of patients with lymphedema and lipedema" *Hautarzt* 69: 471–477

Reich-Schupke, S., Stücker, M. (2019). "Round-knit or flat-knit compression garments for maintenance therapy of lymphedema of the leg? - Review of the literature and technical data" *J Dtsch Dermatol Ges.* Aug;17(8): 775-784. doi: 10.1111/ddg.13895.

Reich-Schupke, S., Stücker, M. (2018). "Individualisierte Kompressionstherapie" *Der niedergelassene Arzt* 09: 75–76

Rebuffe-Scrive M. vd. (1985). "Fat cell metabolism in different regions in women. Effect of menstrual cycle, pregnancy, and lactation" *J. Clin. Invest.* 75, 1973–1976

Ris, H.B., Furrer, M., Stronsky, S., Walpoth, B., Nachbur, B. (1993). "Four-compartment fasciotomy and venous calf-pump function: long-term results" *Surgery* 113: 55–58

Robinson, E. vd. (2013). "Eating attentively: a systematic review and meta-analysis of the effect of food intake memory and awareness on eating" *Am J Clin Nutr.* 97(4):728-742.

Robson, A.A. (2013). "Preventing the Epidemic of Non-Communicable Diseases: An Overview". Bioactive Food as Dietary Interventions for Liver and Gastrointestinal Disease. Edited by R.R. Watson, V.R. Preedy, Chapter 25, 383-400.

Rocha, L.A., Ferreira de Almeida, E.B.L., Gontijo Filho, P.P. (2009). "Changes in hands microbiota associated with skin damage because of hand hygiene procedures on the health care workers" *Am J Infect Control* 37: 155–159.

Rocher, M. vd. (2020). "Benefits of Outdoor Sports in Blue Spaces. The Case of School Nautical Activities in Viana do Castelo" Int J Environ. Res. Public Health. 17(22): 8470.

Rockson, S.G. (2009). "The unique biology of lymphatic edema" *Lymphat Res Biol.* 7: 97–100.

Romani, A.M. (2011). "Cellular magnesium homeostasis" Arch. Biochem. Biophys. 512: 1–23.

Rook, G.A.W., Martinelli, R., Brunet, L.R. (2003). "Innate immune responses to mycobacteria and the downregulation of atopic responses" *Current Opinion in Allergy and Clinical Immunology.* 3 (5): 337–342.

Ropacka-Lesiak, M., Kasperczak, J., Breborowicz, G.H. (2012). "Risk factors for the development of venous insufficiency of the lower limbs during pregnancy—part 1" *Ginekol Pol.* 83(12): 939–942

Rushmer, R.F. (1970). "Effects of posture" *Cardiovascular dynamics. 3rd* ed. WB Saunders, Philadelphia; 192–219

Ryan TJ. (1995). "Lymphatics and adipose tissue". Clinics in Dermatology 13.5: 493-498.

Ryu, K. H. , Shin, H. S. , Yang, E. Y. (2015). "Effects of laughter therapy on immune responses in postpartum women" *Journal of Alternative and Complementary Medicine*, 21(12), 781–788. 10.1089/acm.2015.0053

Sachdev, H.S. vd. (2005). "Anthropometric indicators of body composition in young adults: relation to size at birth and serial measurements of body mass index in childhood in the New Delhi birth cohort" *Am J Clin Nutr* 82: 256–266

Sadick, N.S. (1992). "Predisposing factors of varicose and telangiectatic leg veins" J Dermatol Surg Oncol 18: 883-886.

Saint-Auban, E. (1929). "La Chirurgie Esthe´tique" *Revue des grands proce`s contemporains: recueil d'e´loquence judiciaire, Paris. Ed. Emile de Saint-Auban,* 191–227, 226.

Sajantila, A. (2013). "Major historical dietary changes are reflected in the dental microbiome of ancient skeletons" Investig Genet 4: 10.

Sakula, A. (1984). "In search of Hippocrates: a visit to Kos" *J R Soc Med* 77: 682–688

Sarosiek, J., Scheurich, C.J., Marcinkiewicz, M., McCallum, R.W. (1996). "Enhancement of salivary esophagoprotection: rationale for a physiological approach to gastroesophageal reflux disease" *Gastroenterology* 110(3): 675-681

Sarwer, D.B., Wadden, T.A., Pertschuk, M.J., Whitaker, L.A. (1998). "Body image dissatisfaction and body dysmorphic disorder in 100 cosmetic surgery patients" Plastic & Reconstructive Surgery, 101, 1644-1649.

Sasaki, S., Katagiri, A., Tsuji, T., Shimoda T., Amano K. (2003). "Self-reported rate of eating correlates with body mass index in 18-y-old Japanese women" *Int. J. Obes.* 27(11):1405–1410

Schemann, M., Neunlist, M. (2004). "The human enteric nervous system" Neurogastroenterol Motil 16 (Suppl 1): 55–59

Schmeller, W., Meier-Vollrath, I. (2007). "Lipödem-aktuelles zu einem weitgehend unbekannter Krankheitsbild" *Aktuelle Dermatologie* 33:1–10

Schmeller, W., Hueppe, M., Meier-Vollrath, I. (2012). "Tumescent liposuction in lipoedema yields good long-term results" Br J Dermatol. 166(1): 161–168

Schneider, M., Conway, E.M., Carmeliet, P. (2005). "Lymph makes you fat" *Nature Genetics*, vol. 37, no. 10, 1023-1024

Schnepper, R., Richard, A., Wilhelm, F.H., Blechert, J. (2019). "A combined mindfulness-prolonged chewing intervention reduces body weight, food craving, and emotional eating" *J Consult Clin Psychol.* 87(1):106-111.

Schroeder, H.A. (1971). "Losses of vitamins and trace minerals resulting from processing and preservation of foods" *Am J Clin Nutr.* 24: 562–573

Schwartz, S.I., Brunicardi, F.C. (2010). "Schwartz's Principles of Surgery" 9. New York: McGraw-Hill, Medical Pub. Division

Scully, J.L. (2004). "What is a disease?" *EMBO Rep.* Jul; 5(7): 650–653, doi: 10.1038/sj.embor.7400195

Sebastian, A., Frassetto, L.A., Sellmeyer, D.E., Morris, R.C. Jr. (2006). "The evolution-informed optimal dietary potassium intake of human beings greatly exceeds current and recommended intakes" Semin Nephrol. Nov; 26(6): 447-53.

Selhub, J., Jacques, P.E., Wilson, P.W. vd. (1993). "Vitamin status and intake as primary determinants of homocysteinaemia in an elderly population" JAMA 270: 2693-2698.

Seligman, M.E.P., Csikszentmihalyi, M. (2000). "Positive psychology: an introduction" *Am. Psychol.* 55 5–14

Sellayah, D., Cagampang, F.R., Cox, R.D. (2014). "On the Evolutionary Origins of Obesity: A New Hypothesis" Endocrinology, Volume 155, Issue 5: 1573–1588,

Shadid, S., Jensen, M.D. (2003). "Effects of pioglitazone vs diet and exercise on metabolic health and fat distribution in upper body obesity" Diabetes Care 26: 3148–3152

Sharma, S.P., Chung, H.J., Kim, H.J., Hong, S.T. (2016). "Paradoxical Effects of Fruit on Obesity" *Nutrients* 8(10):633. Published 2016 Oct 14. doi:10.3390/nu8100633

Shaw, B.H., Claydon, V.E. (2014). "The relationship between orthostatic hypotension and falling in older adults" Clin. Auton. Res. 24, 3–13

Sheikhrohani, S. (2003). "Investigating relationship of identity status with anxiety and age, gender and education level" Thesis of MA, Ferdowsi Mashad University.

Siervo, M., Wells, J.C., Cizza, G. (2009). "The contribution of psychosocial stress to the obesity epidemic: An evolutionary approach" *Horm Metab Res.* 41: 261–70.

Sihota, J., Shannon, S., Bhattacharyya, A. (2007). "History taking" *Learning to consult.* Charlton Rodger (ed.) Radcliffe Publishing; 10–28

Silver, T. (1990). A New Face on the Countryside: Indians, Colonists, and Slaves in South

Atlantic Forests, 1500-1800. New York,Cambridge University Press, 35-9

Silvestris, E., de Pergola, G., Rosania, R., Loverro, G. (2018). "Obesity as disruptor of the female fertility" Reprod Biol Endocrinol. Mar 9; 16(1): 22

Simeon, D., Grantham-McGregor, S. (1987). "Cognitive function, undernutrition, and missed breakfast" *Lancet.* 2: 737–738

Simmons, A.H. (2011). *The Neolithic Revolution in the Near East: Transforming the Human Landscape,* Tucson, AZ: University of Arizona Press

Smith, G.D., Greenwood, R., Gunnell, D. vd. (2001). "Leg length, insulin resistance, and coronary heart disease risk: The Caerphilly Study" J Epidemiol Community Health 55: 867–872. 10.1136/jech.55.12.867

Snell, B., Fullmer, S., Eggett, D.L. (2014). "Reading and listening to music increase resting energy expenditure during an indirect calorimetry test" *J Acad Nutr Diet.* 114(12): 1939-1942.

Snijder M. B. vd. (2004). "Trunk fat and leg fat have independent and opposite associations with fasting and postload glucose levels: the Hoorn study" *Diabetes Care* 27, 372–377

Snijder, M. B. vd. (2004). "Independent and opposite associations of waist and hip circumferences with diabetes, hypertension and dyslipidemia: the AusDiab Study" *Int. J. Obes. Relat. Metab. Disord.* 28, 402–409

Soest, T., Kvalem, I.L., Roald, H.E., & Skolleborg, K.C. (2009). "The effects of cosmetic surgery on body image, self-esteem, and psychological problems" Journal of Plastic, Reconstructive & Aesthetic surgery, 62(10), 669-679.

Somers, P., Knaapen, M. (2006). "The histopathology of varicose vein disease" *Angiology* 57(5): 546–555

Speakman, J.R. (2016)i "Evolution of Obesity. In: Ahima R.S. (eds) Metabolic Syndrome" *Springer, Cham Evolution of Obesity* 103-122

Stallworth, J.M., Hennigar, G.R., Jonsson, H.T. Jr, Rodriguez, O. (1974). "The chronically swollen painful extremity. A detailed study for possible etiological factors" *JAMA* 228: 1656–1659

Stanhope, J.M. (1975). "Varicose veins in a population of lowland New Guinea" Int J Epidemiol. 4: 221-225.

Stearns, S. (1998). *Evolution in Health and Disease* Oxford: Oxford University Press

Stern, S.E. vd. (2005). "Identification of individuals with insulin resistance using routine clinical measurements" Diabetes. 54(2): 333–339.

Stevens, D.L. vd. (2014). "Practice guidelines for the diagnosis and management of skin and soft tissue infections: 2014 update by the Infectious Diseases Society of America" Clin Infect Dis 59(2): e10-52.

Stewart, J.M., Karman, C., Montgomery, L.D., McLeod, K.J. (2005). "Plantar vibration improves leg fluid flow in perimenopausal women" m J Physiol Regul Integr Comp Physiol. Mar; 288(3): R623-9.

Stiemsma, L.T., Nakamura, R.E., Nguyen, J.G., Michels, K.B. (2020). "Does Consumption of Fermented Foods Modify the Human Gut Microbiota?" J Nutr. Jul 1;150(7): 1680-1692. doi: 10.1093/jn/nxaa077. PMID: 32232406; PMCID: PMC7330458.

Stranden, E., Kroese, A.J. (1998). "Venodynamics in healthy subjects and in patients with venous dysfunction" *Scope on Phlebology and Lymphology* 5: 4–12.

Strauss, A., Hubbe, M., Neves, W.A., Bernardo, D.V., Atuí, J.P. (2015). "The cranial morphology of the Botocudo Indians, Brazil" Am J Phys Anthropol. Jun; 157(2): 202-16.

Strohmeier, K. vd. (2022). "Multi-Level Analysis of Adipose Tissue Reveals the Relevance of Perivascular Subpopulations and an Increased Endothelial Permeability in Early-Stage

Lipedema" Biomedicines, May 18; 10(5): 1163 doi: 10.3390/biomedicines10051163.

Ströhle, A., Hahn, A., Sebastian, A. (2010). "Estimation of the diet-dependent net acid load in 229 worldwide historically studied hunter-gatherer societies" American Journal of Clinical Nutrition. 91(2): 406–412.

Struckmann, J.R. (1987). "Assessment of venous muscle pump function by ambulatory calf volume strain gauge plethysmography after surgical treatment of varicose veins: a prospective study of 21 patients" *Surgery* 101: 347–353

Stutz, J.J. (2011). "Liposuction in lipedema to prevent later joint complications" *Vasomed* 23:6

Succurro, E. vd. (2008). "Insulin secretion in metabolically obese, but normal weight, and in metabolically healthy but obese individuals" *Obesity (Silver Spring)* 16(8): 1881–1886

Suga, H. vd. (2009). "Adipose tissue remodeling in lipedema: adipocyte death and concurrent regeneration" *Journal of Cutaneous Pathology,* vol. 36, no. 12, 1293–1298

Sun, K., Tordjman, J., Clément, K., Scherer, P.E. (2013). "Fibrosis and adipose tissue dysfunction" *Cell Metabolism,* vol. 18, no. 4, 470–477

Sundman, E., Olofsson, P.S. (2014). "Neural control of the immune system" Adv Physiol Educ 38:135–139

Swartz, M.N. (2004). "Clinical practice. Cellulitis" N Engl J Med. 350:904–912.

Szabo, A., Ainsworth, S.E., Danks, P.K. (2005). "Experimental comparison of the psychological benefits of aerobic exercise, humor, and music" *Humor* 18: 235-246

Szél, E., Kemény, L., Groma, G. vd. (2014). "Pathophysiological dilemmas of lipedema" *Med Hypotheses*. 83(5): 599–606.

Szolnoky, G., Kemény, L. (2010). "Lipoedema: from clinical presentation to therapy Further aspects" *Br J Dermatol.* 162(4):889. doi: 10.1111/j.1365-2133.2009.09619.x.

Szolnoky, G., Nemes, A., Gavaller, H., Forster, T., Kemeny, L. (2012). "Lipedema is associated with increased aortic stiffness" Lymphology 45:71-79.

Tanaka, T. vd. (2008). "Tsujimoto G. Free fatty acids induce cholecystokinin secretion through GPR120" Naunyn Schmiedebergs Arch Pharmacol 377:523–527

Taubes, G. (2013). "The science of obesity: what do we really know about what makes us fat?" *BMJ* 346:f1050. 10.1136/bmj.f1050

Tchernof, A., Despres, J.P. (2013). "Pathophysiology of human visceral obesity: an update" Physiol Rev. 93(1): 359–404.

Teimourian, B. (1997). "Ultrasound-assisted liposuction" *Plast Reconstr Surg* 100:1623–1625.

Teixeira, P.J. vd. (2010). "Mediators of weight loss and weight loss maintenance in middle aged women" *Obesity (Silver Spring)* 18:725–735

Tekiner, H. (2018). "Hastalık yok, hasta vardır: Hermann Hesse'nin Çarklar Arasında Romanı Üzerine Tıbbi Değerlendirmeler (There is no disease but the patient: Medical observations on Hermann Hesse's Novel Beneath the Wheel)" *Türkiye Biyoetik Dergisi,* Vol. 5, No. 4, 198-199

Terranova, F., Berardesca, E., Maibach, H. (2006) "Cellulite: nature and aetiopathogenesis" *Int J Cosmetic Science* 28: 157–167

The Journal of Christopher Columbus (During His First Voyage), and Documents Relating to the Voyages of John Cabot and Gaspar Corte Real, Clements R. Markham, ed. and trans. (London: 1893), 37-68.

Thomae, H.J. (2013). "Grundlagen" Moderne Kompressionstherapie, S. Reich□Schupke, M. Stücker. Köln, Viavital, 13– 32.

Thursby, E., Juge, N. (2017). "Introduction to the human gut microbiota" Biochem. J. 474:1823–1836.

Tidhar, D., Katz-Leurer, M. (2009). "Aqua lymphatic therapy in women who suffer from breast cancer treatment-related lymphedema: a randomized controlled study" *Support Care Cancer.* 18:383–392

Tiedjen, K.U., Schultz-Ehrenburg, U., Holzmann, H., Altmeyer, P., Hör, G. (1985). "Isotopenlymphographische Befunde beim Lipödem" *Dermatologie und Nuklearmedizin.* Berlin: Springer-Verlag; 432-438

Tiedjen, K.V., Knorz, S. (1992). "Different methods of diagnostic imaging in lymphedema, lipedema and venous disorders: indirect lymphography, xeroradiography, CT and isotope lymphography" *Progress in lymphology: XIII, International Congress of Lymphology Amsterdam: Elsevier Science* Publishers B.V. 521-524

Tinetti, M.E., Williams, C.S., Gill, T.M. (2000). "Dizziness among older adults: A possible geriatric syndrome" Ann. Intern. Med. 132, 337–344

Tinkle, B., vd. (2017). "Hypermobile Ehlers-Danlos syndrome (a.k.a. Ehlers-Danlos syndrome Type III and Ehlers-Danlos syndrome hypermobility type): clinical description and natural history" *Am J Med Genet C Semin Med Genet.* 175:48–69

Tooby, J., Cosmides, L. (1990). "The past explains the present: emotional adaptations and the structure of ancestral environments" *Ethol. Sociobiol.* 11, 375–424. doi: 10.1016/0162-3095(90)90017-Z

Tooby, J., Cosmides, L. (1992). "The psychological foundations of culture" *The Adapted Mind: Evolutionary Psychology and the Generation of Culture,* ed. J. Barkow, L. Cosmides, and J. Tooby, New York, NY: Oxford University Press

Torre, Y.S., Wadeea, R., Rosas, V., Herbst, K.L. (2018). "Lipedema: friend and foe" Horm Mol Biol Clin Investig 33. doi:10.1515/hmbci-2017-0076

Trevathan, W.R., McKenna, J.J., Smith, E.O. (eds) (1999). *Evolutionary Medicine*, Oxford University Press, New York

Trott, S.A. vd. (1999). "Sensory changes after traditional and ultrasound-assisted liposuction using computer-assisted analysis" *Plast Reconstr Surg* 103:2016–2025; discussion: 2026-2028

Tudoraşcu, I. vd. (2014). "Motor unit changes in normal aging: A brief review" *Rom J Morphol Embryol.* 55:1295–1301

Turnbaugh, P.J. vd. (2007). "The human microbiome project" Nature 449: 804–810.

Turnbaugh, P.J. vd. (2009). "A core gut microbiome in obese and lean twins" *Nature* 457: 480–484.

Tsatsoulis, A., Mantzaris, M.D., Bellou, S., Andrikoula, M. (2013). "Insulin resistance: an adaptive mechanism becomes maladaptive in the current environment - an evolutionary perspective" Metabolism. May; 62(5): 622-33.

Uhl, J.F., Gillot, C. (2010). « The plantar venous pump: Anatomy and physiological hypotheses" Phlebology 16:12 Page 151

Xu, Y., Lopez, M. (2018). "Central regulation of energy metabolism by estrogens" Mol Metab 15:104-115.

Van Dam, N.T. vd. (2018). "Mind the Hype: A Critical Evaluation and Prescriptive Agenda for Research on Mindfulness and Meditation" Perspect Psychol Sci. Jan; 13(1): 36-61.

Van de Pas, C.B. vd. (2020). "Does tumescent liposuction damage the lymph vessels in lipoedema patients?" Phlebology, 35(4):231-236. doi: 10.1177/0268355519885217. Epub 2019 Nov 1.

Van der Velden, S.K., Shadid, N.H., Nelemans, P.J., Sommer, A. (2014). "How specific are venous symptoms for diagnosis of chronic venous disease?" *Phlebology* 29:580–586. doi: 10.1177/0268355513515859

Van der Wegen-Franken, C.P., Mulder, P., Tank, B., Neumann, H.A. (2008). "Variation in the dynamic stiffness index of different types of medical elastic compression stockings" *Phlebology* 23: 77– 84.

Van der Wegen-Franken, C.P., Tank, B., Nijsten, T., Neumann, H.A. (2009). "Changes in the pressure and the dynamic stiffness index of medical elastic compression stockings after having been worn for eight hours: a pilot study" *Phlebology* 24: 31–37

Van Dijk, N., Wieling, W. (2009). "Fainting, emancipation and the 'weak and sensitive' sex" J Physiol. 587 (Pt 13): 3063-3064

Van Geest, A.J., Esten, S.C.A.M., Cambier, J-P.R.A. vd. (2003). "Lymphatic disturbances in lipedema" *Phlebologie*. 32:138–142

"Varicose veins in the legs: the diagnosis and management of varicose veins" (2013). National Institute for Health and Care Excellence; London (UK) Available: www.nice.org.uk/guidance/index.jsp?action=byID&o=14226 (accessed 2013 July 31)

Varilla, C., Marcone, M., Paiva, L., Baptista, J. (2021). "Bromelain, a Group of Pineapple Proteolytic Complex Enzymes *(Ananas comosus)* and Their Possible Therapeutic and Clinical Effects. A Summary" Foods. Sep 23; 10(10): 2249.

Vazquez, G., Duval, S., Jacobs, D.R., Silventoinen, K. (2007). "Comparison of body mass index, waist circumference, and waist/hip ratio in predicting incident diabetes: a meta-analysis" Epidemiol Rev. 29: 115–128.

Vieth, R. (2020). "The Paleolithic Nutrition Model in Relation to Ultraviolet Light and Vitamin D" In: Reichrath, J. (eds) Sunlight, Vitamin D and Skin Cancer. Advances in Experimental Medicine and Biology, vol 1268.

Vitaterna, M.H., Takahashi, J.S., Turek, F.W. (2001). "Overview of circadian rhythms" Alcohol Res Health. 25(2): 85-93.

Vitellaro-Zuccarello, L., Cappelletti, S., Dal Pozzo Rossi V., Sari-Gorla, M. (1994). "Stereological analysis of collagen and elastic fibers in the normal human dermis: variability with age, sex, and body region". The Anatomical Record. 238 (2): 153–162.

Vrdoljak, J. vd. (2022). "Effects of Olive Oil and Its Components on Intestinal Inflammation and Inflammatory Bowel Disease" Nutrients. Feb 11;14(4): 757. doi: 10.3390/nu14040757. PMID: 35215407; PMCID: PMC8875923.

Vormann, J. (2016). "Magnesium: Nutrition and Homoeostasis" AIMS Public Health. May 23; 3(2): 329-340.

Vos, E. (2000). "Whole grains and coronary heart disease" *Am J Clin Nutr* 71: 1009

Wahls, T.L., Chenard, C.A., Snetselaar, L.G. (2019). "Review of Two Popular Eating Plans within the Multiple Sclerosis Community: Low Saturated Fat and Modified Paleolithic" Nutrients. Feb 07; 11(2)

Walter, J., Ley, R. (2011). "The Human Gut Microbiome: Ecology and Recent Evolutionary Changes" *Annual Review of Microbiology* 65: 1, 411-429

Wang, H.D., Zheng, J.H., Deng, C.L. vd. (2008). "Fat embolism syndromes following liposuction" Aesthetic Plast Surg. 32: 731–736

Wannamethee, S.G., Shaper, A.G., Whincup, P.H. (2005). "Alcohol and adiposity: effects of quantity and type of drink and time relation with meals" Int J Obes 29: 1436–1444

Warren Peled, A., Kappos, E.A. (2016). "Lipedema: diagnostic and management challenges" *Int J Womens Health* 8:389-395

Watve, M.G., Yajnik, C.S. (2007). "Evolutionary origins of insulin resistance: a behavioral switch hypothesis" BMC Evol Biol. Apr 17; 7:61

Waxler, J.L. vd. (2017). "Altered body composition, lipedema, and decreased bone density in individuals with Williams syndrome: a preliminary report" Eur J Med Genet 60:250-256.

Weddell, J.M. (1969). "Varicose veins pilot survey" Br J Prev Soc Med 23: 179-186.

Weiss, E.C., Galuska, D.A., Kettel Khan, L., Gillespie, C., Serdula, M.K. (2007). "Weight regain in U.S. adults who experienced substantial weight loss, 1999–2002" *Am J Prev Med* 33: 34–40

Welch, G.N., Loscalzo, J. (1998). "Homocysteine and atherothrombosis" N Eng J Med 338: 1042-1050.

Wells, J.C.K. (2012). "Obesity as malnutrition: the role of capitalism in the obesity global epidemic" American Journal of Human Biology. 24: 261–276.

Wells, J.H., Hurvitz, K.A. (2011). "An evidence-based approach to liposuction" *Plast Reconstr Surg.* 127:949.

Wengle, H.P. (1986). "The psychology of cosmetic surgery: Old problems in patient selection seen in a new way—Part 2" *Ann Plast Surg.* 16: 487

Widmer, L.K. (1978). "Peripheral venous disorders: prevalence and socio-medical importance: observations in 4529 apparently healthy persons", Basle Study III, Berne, Switzerland, Huber.

Wilson, G.T. (1994). "Behavioral treatment of obesity: thirty years and counting" *Adv. Behav.* Res. Ther. 16:31–75. doi: 10.1016/0146-6402(94)90002-7

Wiedman, D. (2012). "Native American Embodiment of the Chronicities of Modernity: Reservation Food, Diabetes, and the Metabolic Syndrome among the Kiowa, Comanche, and Apache" Medical Anthropology Quarterly. 26:599–600.

Willard, C. (2019). "6 Ways to Practice Mindful Eating: Informal mindfulness practices for those of us who don't have five minutes to contemplate a raisin" Avaible: https://www.mindful.org/6-ways-practice-mindful-eating/

Williams, G.C. (1957). "Pleiotropy, natural selection, and the evolution of senescence" *Evolution* 11: 398-411

Williams, G.W., Nesse, R.M. (1991). "The dawn of Darwinian medicine" *Q Rev Biol* 66: 1-22

Wokaunn, M., Ferenčić, S.F., Mikolaučić, M. (2013). "The pictogram of the pes planus from the first century AD" *Int Orthop.* 37(9):1871-1873. doi:10.1007/s00264-013-2020-4

Wold, L.E., Hines, E.A. Jr, Allen, E.V. (1951). "Lipedema of the legs; a syndrome characterized by fat legs and edema" Ann Intern Med 34:1243-1250.

Wollina, U. (2017). "Lipedema: up-to-date of a long forgotten disease" https://www.ncbi.nlm.nih.gov/pubmed/28493139 *Wien Med Wochenschr.* 67: 343–348

Wollina, U., Heinig, B. (2019). "Treatment of lipedema by low-volume micro-cannular liposuction in tumescent anesthesia: Results in 111 patients" Dermatol Ther. 32(2):e12820

Woo, P.C., Lum, P.N., Wong, S.S., Cheng, V.C., Yuen, K.Y. (2000). "Cellulitis Complicating Lymphoedema" Eur J Clin Microbiol Infect Dis. 19:294–297.

Wrangham, R., Conklin-Brittain, N. (2003). "Cooking as a biological trait" Comp Biochem Physiol A Mol Integr Physiol. Sep; 136(1): 35-46

Yamada, S. (2011). "Walking just after a meal seems to be more effective for weight loss than waiting for one hour to walk after a meal" *Int J Gen Med.* 4:447-450. doi:10.2147/IJGM.S18837

Yoshikawa, Y. vd. (2019). "Beneficial effect of laughter therapy on physiological and psychological function in elders" *Nurs Open.* Jan; 6(1): 93–99.

Yudkin, J. (1978). "Dietary factors in arteriosclerosis: sucrose" *Lipids* 13: 370–372

Yumino, D. vd. (2010). Nocturnal rostral fluid shift: a unifying concept for the pathogenesis of obstructive and central sleep apnea in men with heart failure. Circulation. Apr 13; 121(14):1598-605.

Zandian, M., Ioakimidis, I., Bergh, C., Brodin, U., Södersten, P. (2009). "Decelerated and linear eaters: effect of eating rate on food intake and satiety" *Physiol Behav* 96:270–275

Zhang, R.Z., Gashev, A.A., Zawieja, D.C., Davis, M.J. (2007). "Length-tension relationships of small arteries, veins, and lymphatics from the rat mesenteric microcirculation" Am J Physiol 292: H1943–1952

Zhang, X., Adamson, R.H., Curry, F.E., Weinbaum, S. (2008). "Transient regulation of transport by pericytes in venular microvessels via trapped microdomains" PNAS 105: 1374–1379

Zak, P.J. (2015). "Why inspiring stories make us react: the neuroscience of narrative" Cerebrum. Feb 2; 2.

Zawieja, D. (2005). "Lymphatic biology and the microcirculation: past, present and future" *Microcirculation*. 12: 141–50

Zeisel, S.H., Mar, M.H., Howe, J.C., Holden, J.M. (2003). "Concentrations of choline-containing compounds and betaine in common foods" *J Nutr.* 133: 1302–1307

Zweifach, B.W., Prather, J.W. (1975). "Micromanipulation of pressure in terminal lymphatics in the mesentery" Am J Physiol

Made in United States
Orlando, FL
05 November 2026

90200811R10133